中国大健康产业发展模式研究

袁建伟　丁志刚　庞　飞　陈杨军　周鸿勇　著

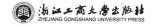
浙江工商大学出版社
ZHEJIANG GONGSHANG UNIVERSITY PRESS

图书在版编目(CIP)数据

中国大健康产业发展模式研究 / 袁建伟等著 . — 杭州 : 浙江工商大学出版社 , 2017.12

ISBN 978-7-5178-2515-9

Ⅰ . ①中… Ⅱ . ①袁… Ⅲ . ①医疗保健事业 – 产业发展 – 研究 – 中国 Ⅳ . ① R199.2

中国版本图书馆 CIP 数据核字 (2017) 第 305809 号

中国大健康产业发展模式研究

袁建伟　丁志刚　庞　飞　陈杨军　周鸿勇　著

责任编辑	唐　红　梁春晓
封面设计	张俊妙
责任印制	包建辉
出版发行	浙江工商大学出版社
	（杭州市教工路 198 号　邮政编码 310012）
	（E–mail: zjgsupress@163.com）
	电话：0571–88904980, 88831806（传真）
印　　刷	杭州恒力通印务有限公司
开　　本	710mm×1000mm　1/16
印　　张	14
字　　数	190 千
版 印 次	2017 年 12 月第 1 版　2017 年 12 月第 1 次印刷
书　　号	ISBN 978-7-5178-2515-9
定　　价	49.00 元

前　言

2016 年 12 月，为推进绍兴市社会科学体制创新，充分发挥绍兴市社会科学院智库作用，进一步凝聚优秀社会科学专家学者智慧与力量，绍兴市成立新型特色智库，智库下设绿色经济发展研究中心、文化与旅游发展研究中心、城市与社会发展研究中心等三大研究机构，为市委、市政府科学决策提供服务，助推绍兴经济社会发展。

绍兴市社科院绿色经济发展研究中心在绍兴市社科联、绍兴市社会科学院领导下以大健康产业为主攻方向开展具有战略性、前瞻性、针对性的应用对策研究，为政府和民营企业发展绿色经济提供决策参考与智力支持。本书作者团队从 2016 年 11 月就开始集中考察大健康领域相关典型企业，得到浙江华联集团有限公司、浙江华通医药股份有限公司、浙江亚太药业股份有限公司、浙江绿萌健康科技股份有限公司、绍兴沈园堂健康文化传播有限公司等 20 多家著名企业的有力支持，他们接受我们的访谈与调研，使我们加深了对大健康生态与商业模式的理解与认知。

绍兴市社科院绿色经济发展研究中心提出要努力构建以企业为主体、以市场为导向、产学研相结合的大健康产业发展创新体系，有效推动大健康企业商业模式创新的市场化进程，确保大健康产品与服务有效满足市场与客户的需求及其变化，从而形成创新转型与企业盈利的良性循环，实现企业经济与技术创新协调、可持续的发展。

2017年4月18日至25日，由绍兴市委宣传部、绍兴市社会科学界联合会、绍兴市社会科学院、绍兴文理学院共同主办，由绍兴文理学院经济与管理学院、绍兴市社会科学院绿色经济发展研究中心承办，首届绍兴大健康产业发展论坛成功举办，实现了产学研同台建设性讨论，政府领导、社科专家与企业家面对面深入交流。《绍兴日报》头版、理论版，浙江新闻客户端等对论坛内容进行了深度报道。对于大健康产业专题，相关媒体对本书作者进行了多次访谈与报道。本书是作者团队持续跟踪研究中国资本市场上大健康产业典型上市企业的阶段性成果，希望能为我国大健康产业发展提出一些建设性的想法与思路。

本书对大健康产业领域、政策、发展进程和产业转型升级进行了比较全面的诠释，梳理了传统中医药企业、医疗器械企业、民营专科医院等在产业发展中或跨界转型，或改制，或并购，或重组的发展模式，并分析提出了大健康产业未来可能的发展趋势与路径。在不远的将来，大数据、云计算、人工智能等必将为大健康产业带来变革与创新，自主研发药品、医用耗材、医疗器械和大型医疗仪器等将成为新兴战略性支柱产业；提供基于大数据、大商业的健康服务和生产以技术创新、生态有机为特点的健康产品都将成为产业升级发展的方向。

大健康产业涉及农业、制造业与服务业三大基本领域。健康食品、生物医药、医药商贸流通、养老服务、健康文化旅游与综合健康管理都是大健康产业的重要细分领域。无论是传统的制药企业还是跨界投资机构在进入大健康产业时都必须选好精准的细分领域，从而进行产品定位与客户定位。专科连锁医院、高端医疗器械与移动健康医疗成为当下跨界资本进入的热点领域。同时，大健康产业发展的新的商业机遇促使传统医药企业将打造大健康产业生态链作为企业产业发展的重要规划、产业布局与资源整合的重要方向。在新技术迅速发展的今天，移动互联网的热潮正席卷各个领域，大数据将为医疗产业的各个细分领域包含诊断、监护、治疗、给药等开辟一个新纪元，移动医疗、远程医疗、智慧医疗及智能穿戴设备等新名词不绝于耳，这是一个根本性的医疗理念和医疗体系的变革。这既涉及千家万户又涉及整个大健康行业的根本性改变。当代大健康产业是涉及互联网、物联网、大数据、人工智能等多领域技术的全方位、生态化的产业链，移动数字医疗与智能健康管理的有效结合将是大健康产业发展的重要趋势。产业并购与重组也将是大健康产业发展与成长的必由之路与经济新常态。当然，这中间的市场化解决方案与商业模式创新还有很长的路需要不断地去摸索。

本课题的研究得到了学术界和产业界的大力支持，尤其是在前期调研与访谈过程中，得到了相关企业的热情协助，在此表示深深的感谢。

由于时间有限，书中的缺点在所难免，殷切希望读者朋友不吝指正，谨致衷心谢意！

2017 年 10 月 6 日

目 录

Contents

第一章

中国大健康产业发展概述

一、大健康产业的涵盖领域

大健康产业涉及农业、制造业与服务业三大基本领域。健康食品、生物医药、医药商贸流通、养老服务、健康文化旅游与综合健康管理都是大健康产业的重要细分领域。健康农业领域包括生物育种、生物饲料、有机果蔬、生物农药、生物肥料和冷链物流。健康制造产业主要分为制药工业、中药产业、医疗器械、医药商业和保健品五大领域。制药工业包括化学制剂、卫生材料、生化制品、化工原材药和 CRO 研发外包。中药产业包括中草药种植加工、中药材贸易、中药饮片和中药保健品。医疗器械产业包括医用耗材、检测设备、手术设备、慢性病筛查、再生修复、数字医疗和移动医疗。医药商业包括医药物流、医药外包和批发零售。保健品行业包括传统保健品、功能性饮料和生物保健品。健康服务产业包括健康管理、医疗服务、养老服务和体育休闲。其中健康管理包括健康体检、中医保健、健康保健、健康咨询和康复护理。医疗服务包括公立医院、专业诊所、民营医院和检测中心。养老服务包括养老地产、护理培训和养老旅游。体育休闲包括体育赛事和体育旅游。

二、大健康产业的商业模式发展

大健康产业通过为人民提供健康生活的解决方案，从而创造更大的商业价值。大健康产业发展的新的商业机遇促使传统医药企业将打造大健康产业生态链作为企业产业发展的重要规划、产业布局与资源整合的重要方向。康美药业、天士力、一心堂都在大健康领域加速并购与投资步伐。随着移动互联网、可穿戴式设备、健康大数据管理等新兴技术的出现，医疗产业的各个细分领域，包括诊断、监护、治疗、给药都开启了大健康智慧医疗的新时代。

互联网巨头争相跨界投资大健康领域，促使整个行业快速变革。互联网社区医院，新型的国际医院，医疗美容及抗衰老、养老产业等成为跨界资本争相进入的大健康领域，并购重组成为大健康产业资本发展的新常态，专科连锁医院、高端医疗器械与移动健康医疗是当下跨界资本进入的热点领域。传统的医药企业以大健康为发展方向，逐步进入日用化工、食品饮料、牙膏与药妆等快销品领域。云南白药股份有限公司、片仔癀股份有限公司、同仁堂都在积极进行大健康产业布局。天士力、康美药业等传统医药企业纷纷转型为大健康资本产业集团，全面布局大健康产业生态链。以鱼跃医疗为代表的国产医疗器械企业的产品更加趋于数据化、智能化、便携化与家庭化，并积极向可穿戴设备转型发展。

移动互联网和物联网技术的进一步结合发展，为大健康领域的智慧化医疗解决方案与个人健康管理提供了技术平台与支持。移动医疗与物联网技术的结合在远程医疗、远程监护、数据共享、数据挖掘等方面有广阔的发展空间。互联网技术的发展使大数据成为大健康产业升级的重要基础。数据的应用带来巨大的商业价值，可穿戴设备、医院的诊疗信息、病历处方等都成为数据采集的入口与终端，大数据挖掘对个人的健康管理的价值还有待进一步提升。健康管理解决方案造就了一批专业化的上市公司，如提供专业体检服务的美年健康（002044）[1]和业内领先的第三方体外医学诊断服务商迪安诊断（300244）。

民营专科医院主要是提供不同于公立医院的差异化大健康服务，专科医院多以眼科、口腔科、皮肤科、妇产科、儿科、整形美容、骨科、心血管、康复治疗等特色专科为主要经营项目。目前，民营专科医院多以专科连锁网络的形式布局全国，如爱尔眼科（300015）与高端儿科医院复星集团旗下的和睦家医院。

国家政策鼓励民营资本进入养老产业、健康管理和专科医院等大健康商业领域。众多企业与投资机构争相跨界投资大健康产业，包括互联网平台企业如阿里巴巴进入医药产业，房地产企业如绿城地产进入养老产业，保险企业如中国平安进入医药健康领域。大健康行业具有毛利率高、现金流充裕、可复制性强的特点，成为资本青睐的产业风口。

三、大健康产业与消费者生活方式

作为生活方式的大健康产业包括健康饮食、美体健身、物理治疗、运动户外、营养补充剂、中医调理"治未病"、心理健康咨询和健康家居等八个层面。随着中国家庭消费升级的到来，消费者对于饮食的追求更加倾向于有机、天然、无公害、无添加的健康饮食与健康食材。追求形体美与健康体魄是当代人的时尚追求，医学美容与健身产业迅速发展壮大，并成为当代中国人品质生活中不可或缺的一

---

[1] 括号中 6 位数字为股票代码，下同。

部分。降脂减肥、美体塑身、燃脂运动在中国都市白领中迅速流行。当代中国人逐步将体育运动与户外旅行作为工作以外的主要健康休闲方式之一，参与大众体育与户外旅行成为越来越多中产阶级的生活场景。食用各种维生素与微量元素，以及深海鱼油等膳食营养补充剂也逐渐成为深入人心的大健康理念。中国传统的中医中药重在整体调理，讲究阴阳平衡与辨证施治，重在"治未病"是中国宝贵的大健康资源。

四、大健康产业与消费者心理健康

当代中国人生活节奏快，工作压力大，职场关系复杂，家庭矛盾突出，生存发展挑战大，心理疾病的发病率日渐增高。中国专业的心理咨询机构与心理咨询专业人士非常缺乏，加之中国人对于心理健康、心理治疗与心理医生的认识误区，使很多心理疾病错过了最佳的治疗期。抑郁症是困扰很多商界、娱乐界人士与高等专业人才的多发心理疾病。防治与治疗心理疾病，保障中国人心理健康是当代大健康产业发展面临的现实挑战与商业机遇。和谐健康的家庭生活离不开健康的、无污染的家居环境，这涉及健康家居材料、健康家居用品、智能家居系统等一系列商业化解决方案。

五、大健康产业与客户健康管理

健康管理以人的健康为核心，通过对个体健康的检测、数据与信息的采集和健康的风险进行科学的评估，通过对影响健康因素的干预来改善和促进个体的健康。健康管理主要分为健康评估、健康干预、健康促进三个步骤。当代大健康产业中，健康管理主要是涉及互联网、物联网、数据挖掘、数据分析、第三方诊疗与金融保险服务等环节的全方位、生态化产业链。大健康产业的健康管理服务通常包括五大服务流程：第一，大健康体检；第二，个人化大健康评估；第三，个人大健康咨询服务；第四，个人大健康解决方案；第五，差异化的个人大健康管理与疾病诊疗服务。

移动数字医疗与智能健康管理的有效结合是大健康产业发展的重要趋势。越来越多的企业参与研发和制造可穿戴的人工智能的大健康产品，传感器将个体化的数据通过第三方平台进行分析，从而得出智能化的大健康参考解决方案。通过智能化的大健康解决方案，逐步发展以用户为中心的信息服务平台、健康数据存储信息库，并构建应用型的疾病预防诊断模型。互联网大健康平台可以使企业与个体客户同步互动与交流，客户能够及时获得平台的大数据分析结果。

六、大健康产业发展面临的挑战与机遇

（一）大健康理念成为消费者日常行为习惯需要花时间培养

无论是中医的"治未病"、养生保健、理疗推拿还是美体健身、体育户外，这些涉及中国人消费升级的生活方式，都是靠时间与流行文化来不断地培养和形成客户黏性的。从医院治病到健康体检再到综合的健康管理，也就是说从治疗医学到预防医学再到健康医学，这是一个根本性的医疗理念和医疗体系的变革，是既涉及千家万户又涉及整个大健康行业的根本性改变。这中间的市场化解决方案与商业模式创新还有很长的路，需要不断地去摸索。

（二）大健康产业资本的集聚需要企业集团与专业机构在细分领域进一步进行专业化的投资运营

大健康产业从衣食住行到生老病死涉及的行业之多，门类之广，是贯穿消费者整个生命历程的，是非常多元与复杂的。任何一个企业都不可能完全覆盖，全面发力，四面出击。企业必须立足自身的核心竞争力，找准市场发力点与精准化客户需求，才能够打造出具有独特的商业模式与差异化的，并且使客户满意的大健康产品与服务。无论是传统的制药企业还是跨界投资机构在进入大健康产业时都必须选好精准的细分领域，从而进行产品定位与客户定位。

（三）大健康产业的商业模式创新与产业生态链成长需要通过并购重组进行进一步的优化与提升

大健康的产业并购与重组一定是中国大健康产业发展与成长的必由之路与经济新常态。因为大健康本身就是一个产业生态体系，只有通过上下游与跨界的资源整合才能最终实现市场化的成功。例如，中医的足浴保健、推拿针灸与西医的物理治疗本身并不是完全隔离的，其中有很多互补与相同之处，这都是"治未病"的有效手段。同时，中草药调理与大健康食疗从药食同源的角度也应该是相辅相成的大健康手段。中医中药的艾灸治疗与美体健身的精油 SPA 并不冲突，通常都是同一个大健康机构提供的服务。

（四）大健康企业的产品与服务需要不断地满足客户与消费者差异化的需求

中国人消费升级与大健康理念日益深入人心，是大健康产业发展的源源不断的市场动力。专业化的妇产医院与产后康复机构正在不断提供与公立的妇幼保健院差异化的服务与产品，满足中国中产阶级家庭的需求。房地产集团推出专门的养老地产项目，与国际专业化的养老机构和医疗机构合作，提供高端的养老服务，适应中国老龄社会的需求。例如，传统医院的口腔科"一号难求"，预约难，服务质量也难以满足客户需求，科瓦齿科等专业的牙科机构就能提供差异化的大健康服务。

第二章

中国大健康产业发展政策研究

一、 健康中国的战略构想

世界卫生组织较为科学、完整地定义了健康，认为健康的定义并不仅仅是指一个人身体没有出现疾病或虚弱现象，还应体现一个人生理上、心理上和社会上的完好状态。健康不只是人自己的个人追求，还是一个社会、一个国家共同的目标。只有人的健康，才能促进全社会经济健康稳定发展，才能保证国家富强和全民族的繁荣昌盛，才能实现全面小康社会。习近平总书记指出：没有全民健康，就没有全面小康。要把人民健康放在优先发展的战略地位，以普及健康生活、优化健康服务、完善健康保障、建设健康环境、发展健康产业为重点，加快推进健康中国建设，努力全方位、全周期保障人民健康，为实现"两个一百年"奋斗目标、实现中华民族伟大复兴的中国梦打下坚实健康基础。这深刻阐释了人民个体健康与实现中国梦的关系，人民健康是中国梦优先发展的战略目标，是实现社会进步、实现伟大中国梦的坚实基础；做不到健康中国，就不可能实现中华民族的伟大复兴，也不能实现经济社会的奋斗目标。所以，健康中国是社会发展的基石，是体现社会文明进步的标志。健康中国的战略构想和规划措施，体现了党和国家对维护人民健康的高度重视和坚定的决心，也反映了全国人民对美好生活的期待。

"健康中国"战略已酝酿多年，党的十六大报告中就把"全民族健康素质明显提高""形成比较完善的医疗卫生体系"作为全面建设小康社会的重要目标。

2007 年，时任卫生部部长陈竺在中国科协年会上提出了"健康护小康，小康看健康"的三步走的具体步骤，为健康中国设定了发展目标，主要包括人均期望寿命指标、主要慢性非传染性疾病控制指标、卫生服务可及性与水平指标等发展目标。

原卫生部组织数百名专家研究编写了《"健康中国 2020"战略研究报告》。该报告提出健康中国的总体目标是到 2020 年，全民享有基本的医疗卫生服务，民众健康水平达到中等发达国家水平；总体目标又分解为可操作、可测量的 10 个具体目标和 95 个分目标。这些目标涵盖了保护和促进国民健康的服务体系及其支撑保障条件，是监测和评估国民健康状况、有效调控卫生事业的重要依据。

党的十八大之后，以习近平同志为总书记的党中央更加高度关注人民健康，将推进健康中国建设上升为国家战略。2013 年 11 月，党的十八届三中全会通过的《中共中央关于全面深化改革若干重大问题的决定》中对健康中国涉及的领域改革进行了全面部署，提出要积极应对人口老龄化，加快建立社会养老服务体系和发展老年服务产业。报告单独一段提出深化医药卫生体制改革，在涉及医药卫生的体制机制方面统筹推进各项改革，如：在医疗服务中推进分级诊疗模式，建立社区医生和居民契约服务关系等；利用信息化手段，整合区域公共卫生服务资源等；在药品供应上完善中医药事业发展政策和机制等；鼓励引导社会办医，优先支持举办非营利性医疗机构。

2015 年 4 月，习近平总书记在主持召开的中央全面深化改革领导小组第十一次会议上再次强调，立足我国国情，大胆探索、积极创新健康中国各领域的改革试点，加强医疗卫生的信息化建设，形成各类医疗机构协同发展的服务体系，积极推动建立分级诊疗制度，统筹推进医疗、医保、医药改革，坚持分类指导，建立维护公益性、调动积极性、保障可持续的健康中国运行新机制。

2015 年 10 月，党的十八届五中全会通过的"十三五"规划建议，明确将"健康中国"上升为国家战略，从八个方面推进健康中国建设。2016 年 10 月 25 日，中共中央、国务院发布了《"健康中国 2030"规划纲要》，以人民为中心，牢固树立和贯彻落实新发展理念，系统推进健康中国建设。《"健康中国 2030"规划纲要》明确提出了健康中国的战略主题和战略目标，在普及健康生活、优化健康服务、完善健康保障、建设健康环境、发展健康产业等方面进行了详细论述，体现了民之期待、民众所想，是健康中国的国家顶层设计。

健康中国展现新生态，是一个崭新的治国理念。党的十八大以来，以习近平总书记为核心的党中央提出了一系列治国理政新思想、新理念，健康中国也是其中重要的治国新理念，展现了中国在治国理政中的新生态。历史的经验和国外一些福利国家在构建健康生活过程中的理念都可以反映一个事实，人民群众的健康是全社会的共同追求，国家的治国理政都要以人的健康为基本要求，才能实现社会经济的稳定发展。前文已经提到，健康中国已上升为国家战略，与中国社会经济发展息息相关，是实现中华民族伟大复兴、国家繁荣昌盛的中国梦的重要标志。正如习近平总书记在全国卫生与健康大会上讲到的"要把人民健康放在优先发展的战略地位"。健康中国必然要渗透到社会经济发展的方方面面，必然要在社会经济发展的政策中体现，成为崭新的治国理念。

健康中国是全面建成小康社会的一个综合性系统工程。规划明确指出，健康中国战略目标包括普及健康生活、优化健康服务、完善健康保障、建设健康环境、发展健康产业等。习近平总书记明确阐释了健康中国是一个综合性体系，要把以治病为中心转变为以人民健康为中心，建立健全健康教育体系。

健康中国的战略目标是全民健康，一个人从出生到死亡，都与健康相联系，从妇幼保健到健康成长，从健康生活到"治未病"，从医疗服务到长期照护保险，都需要一个全方位和全周期保障人民健康的体制机制。因此，健康中国是一项综合性的系统工程，在全面实现小康社会过程中，需要将大卫生、大健康的观念融入全社会的发展过程中。

■ 二、 健康中国的战略目标

到 2030 年具体实现以下目标：

——人民健康水平持续提升。人民身体素质明显增强，2030 年人均预期寿命达到 79 岁，人均健康预期寿命显著提高。

——主要健康危险因素得到有效控制。全民健康素养大幅提高，健康生活方式得到全面普及，有利于健康的生产生活环境基本形成，食品药品安全得到有效保障，消除一批重大疾病危害。

——健康服务能力大幅提升。优质高效的整合型医疗卫生服务体系和完善的全民健身公共服务体系全面建立，健康保障体系进一步完善，健康科技创新整体实力位居世界前列，健康服务质量和水平明显提高。

——健康产业规模显著扩大。建立起体系完整、结构优化的健康产业体系，形成一批具有较强创新能力和国际竞争力的大型企业，并成为国民经济支柱性产业。

——促进健康的制度体系更加完善。有利于健康的政策法律法规体系进一步健全，健康领域治理体系和治理能力基本实现现代化。[1]

《"健康中国 2030"规划纲要》的战略主题是"共建共享、全民健康"。健康中国的战略主题核心是人民健康，在国家、社会、行业和个人等四个方面改革创新，共同实现全面健康。在国家层面，规划明确指出要将健康融入所有政策，实现"健康服务全覆盖、优质公平可持续"的健康理念。这也要求国家在经济社会发展过程中将健康纳入发展全局，保障健康中国推进过程中的财政支持，各项公共资源不断向健康中国战略倾斜，并且完善健康中国的监督机制和问责机制。社会层面，规划要求积极调动社会力量，在生产生活的环境保护、生活行为方式正确引导和医疗卫生服务社会化方面全社会参与，落实预防为主，减少疾病发展，提升全社会的健康保障能力，实现全社会的健康保障覆盖；改善全社会的健康环境，为全社会健康生产、生活提供保障。行业方面，运用健康中国战略推动行业的升级创新，在供给侧加强健康意识的运用，倒逼行业提供健康产品和服务，最终满足人民群众日益增长的健康需求。在个人层面，加强健康消费、生活的宣传，提高全民健康素养，让每一个个体都参与健康中国战略建设，每一个个体都为健康中国战略出力，在日常生活中引导形成符合自身特点、自主自律的健康生活方式，形成人人关注健康中国、人人参与健康中国、人人享受健康中国的氛围。

《"健康中国 2030"规划纲要》为实现健康中国的战略发展目标，构建了一个具有新的发展理念的健康综合目标体系，主要从健康水平、健康生活、健康服务与保障、健康环境和健康产业等五大领域

---

[1] 中共中央 国务院：《"健康中国 2030"规划纲要》，2016-10-25。

设立具体实现目标。健康水平领域的建设主要指标有五项，分别为人均预期寿命、婴儿死亡率、5 岁以下儿童死亡率、孕产妇死亡率和城乡居民达到《国民体质测定标准》合格以上的人数比例，将社会群体中需要关注的人们列为发展目标，体现了全民健康的要求。中国的人均预期寿命在 2015 年已经达到 76.34 岁，规划要求到 2020年达到 77.3 岁，到 2030 年要达到 79.0 岁，人均预期寿命要再增加 2.6 岁以上。中国的婴儿死亡率在 2015 年为 8.1‰，规划要求到2020 年降到 7.5‰，到 2030 年要降到 5.0‰。5 岁以下儿童死亡率在 2015 年为 10.7‰，规划要求到 2020 年降到 9.5‰，到 2030 年要降到 6.0‰。孕产妇死亡率每 10 万人中的比例在 2015 年为 20.1，到 2020 年要降至 18.0，到 2030 年要降至 12.0。城乡居民达到《国民体质测定标准》合格以上的人数比例在 2014 年为 89.6％，规划要求到 2020 年提高到 90.6％，到 2030 年提高到 92.2％，十多年时间需要提升 2.6 个百分点。[1] 健康水平的具体指标是基于中国健康服务医疗水平的提高而设定的，规划要求比较高，实现时间比较紧。但是，在党和国家的领导下，全社会共同参与推进健康中国建设，相信一定能达到规划目标。健康生活领域主要有居民健康素养水平和经常参加体育锻炼人数两个指标，引导更多的居民积极参与健康生活，提升中国居民的健康素养。居民健康素养水平包括健康的基本知识和理念、健康生活方式与行为和健康护理的基本技能，到 2030 年要达到 30％。经常参加体育锻炼人数在 2014 年为 3.6 亿人，规划要求到2020 年达到 4.35 亿人，到 2030 年达到 5.3 亿人，占全中国人数的1/3 以上。[2] 健康服务与保障领域具体指标为重大慢性病过早死亡率、

---

[1] 中共中央 国务院：《"健康中国 2030"规划纲要》，2016-10-25。
[2] 同 [1]。

每千常住人口执业（助理）医师数和个人卫生支出占卫生总费用的比重，强调医疗服务的提升水平。重大慢性病过早死亡率 2013 年为 19.1%，到 2030 年要比 2015 年降低 30%。每千常住人口执业（助理）医师数在 2015 年为 2.2 人，到 2030 年要达到 3.0 人，需要加强基层医师的培养。个人卫生支出占卫生总费用的比重在 2015 年为 29.3%，到 2030 年下降到 25% 左右，减轻人民群众的医疗卫生服务的负担。健康环境领域的主要指标为地级及以上城市空气质量优良天数比率和地表水质量达到或好于 Ⅲ 类水体比例，契合国家推进的空气环境质量治理和五水共治的目标。地级及以上城市空气质量优良天数比率在 2015 年为 76.7%，到 2020 年要在 80% 以上，并持续改善。地表水质量达到或好于 Ⅲ 类水体比例在 2015 年为 66%，到 2020 年要在 70% 以上，并持续改善。健康产业主要指健康服务业总规模，预计中国的健康产业到 2020 年可达到 8 万亿元，到 2030 年可以达到 16 万亿元。[1] 产业发展前景非常广阔。

三、 大健康政策体系的初步成型

随着"健康中国"上升为国家战略，一系列与大健康相关的改革措施和意见相继落地，以国家政策的形式向社会公布，中国大健康政策体系已日渐清晰。"健康中国"的政策体系把健康融入所有政策，涵盖了医药卫生、医疗服务、疾病预防、生命健康、医药产业、全民健身、食药安全等领域，涉及中国经济社会多个领域，全方位、全周期维护和保障人民健康。见表 2-1。

---

[1] 中共中央 国务院：《"健康中国 2030"规划纲要》，2016-10-25。

表 2-1　健康中国相关政策（根据国家公布的政策整理）

时　间	部　门	事　件
2015 年 3 月	十二届全国人大三次会议	李克强首次提出"健康中国"概念，指出：健康是群众的基本需求，我们要不断提高医疗卫生水平，打造健康中国。
2015 年 3 月	国务院	国务院办公厅关于印发《全国医疗卫生服务体系规划纲要（2015—2020 年）》的通知，首次在国家层面制定医疗卫生服务体系，主要在于推动深化医改，解决看病问题，是打造健康中国的一项重要举措。
2015 年 10 月	十八届五中全会	将建设"健康中国"上升为国家战略。"十三五"规划建议：推进健康中国建设，深化医药卫生体制改革，理顺药品价格，实行医疗、医保、医药联运，建立覆盖城乡的基本医疗卫生制度和现代医院管理制度，实施食品安全战略。
2016 年	国家卫生与计划生育委员会	已全面启动《健康中国建设规划（2016—2020 年）》编制工作。突出强调以人的健康为中心，实施"健康中国"战略。

　　一是中共中央、国务院印发《"健康中国 2030"规划纲要》，提出顶层设计政策。《"健康中国 2030"规划纲要》为中国健康产业发展确定了明确的目标，健康中国的目标根据国家"两个一百年"目标设定。到建党一百周年，健康中国要建立覆盖城乡居民的中国特色基本医疗卫生制度，健康素养水平持续提高，健康服务体系完善高效，人人享有基本医疗卫生服务和基本体育健身服务，基本形成内涵丰富、结构合理的健康产业体系，主要健康指标居于中高收入国家前列。到中华人民共和国成立一百周年，健康中国主要健康指标进入高收入国家行列，人均预期寿命较目前再增加约 3 岁，达到 79 岁，建成与社会主义现代化国家相适应的健康国家。[1]

　　二是对健康中国细分领域进行政策部署，国家相关部委根据健康中国目标，从普及健康生活、优化健康服务、完善健康保障、建设

---

[1] 中共中央　国务院：《"健康中国 2030"规划纲要》，2016-10-25。

健康环境、发展健康产业等方面制定相关政策，明确健康中国各领域细分目标和实施步骤。主要是营造有利于健康的生产、生活环境，加强食品药品安全保障，消除重大疾病的危害，有效控制危害健康的因素；加强全面的医疗卫生服务体系建设，为全民提供完善的健康公共服务，积极全面普及人民的健康生活方式；建立体系完整、结构优化的健康产业体系，使其成为国民经济支柱性产业；扶持一批具有较强国际竞争力的健康企业，加强健康科技创新，提升中国在健康领域的整体实力，形成一批具有较强创新能力和国际竞争力的大型企业。

三是将健康融入所有政策路径。"十三五"期间，国家将健康中国建设列为重要的规划之一，较大篇幅提到健康中国建设发展，站位高、领域宽。需要在各项工作事业发展中突出以人的健康为出发点，从大健康、全民健康的高度在经济社会发展中融入健康中国战略。事关经济社会发展的相关政策体系均要以健康作为理念和目标，通过综合性的政策举措，实现健康发展目标。

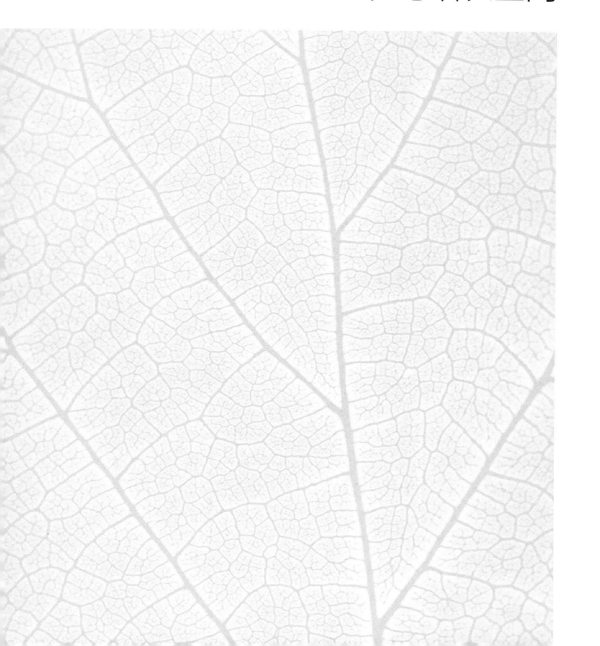

第三章

中国大健康产业发展
进程与增长空间

■ 一、 中国大健康产业的发展基础

一是中国初步建立"大健康"管理体系，主要从树立大健康理念体系、普及大健康教育体系、创新大健康技术体系、发展大健康产业体系、完善大健康服务体系等五大体系出发，促进全民生得优、活得长、病得晚、走得安的生命目标的实现。通过大力宣传健康中国理念，达成全社会对大健康体系的共识；通过一大批专家学者致力于大健康体系的研究及管理的规划，实现大健康体系的科学设计；通过培养一大批职业化的大健康体系管理人才，推动大健康管理体系发展，最终将"大健康"管理的五大体系整合成一个高效的大健康体系。

二是加强健康中国各类困难预测，完善全民健康危机预防。积极发展商业健康保险。虽然中国通过职工医疗保险、新农合、城镇居民医疗保险等形式，初步建立了全民医疗保险的保障网，但仍然没有改变"小病扛、大病等"的情况。需要以政策优惠措施引导全民参加健康保险，如以落实税收优惠等方法，鼓励单位和个人在国家要求的五险之外积极参加商业健康保险，保障全民健康多种形式的补充保险。

这也要求健康保险公司积极开发与健康服务相关的健康保险产品，丰富健康保险产品。通过国家医疗保险、单位与个人参与商业保险和各种形式的慈善救助逐步健全医疗保障体系。

　　三是加强健康中国宣传，全民参与健康中国建设。中国深入推进健康领域改革，深化多元医疗格局，多元化办健康产业，推动全民医疗服务。鼓励社会力量参与政府还没有开展的健康管理服务，从全民需求视角出发，提供全人群、全生命、全周期的健康服务，激发健康服务新业态，使人们对健康更加重视。积极运用"互联网＋"、大数据和智能可穿戴设备等新技术、新途径，推动健康中国的科技创新，加强自主研发，真正实现健康中国中国造。

二、中国大健康产业科技的发展

（一）大健康可穿戴设备的技术集合

　　随着互联网、物联网技术的发展，微型大健康可穿戴设备逐渐进入了社会与公众生活。2010年，美国苹果公司开始研发智能手表，大健康可穿戴设备进入技术研发阶段。随后，美国谷歌公司推出智能眼镜，美国英特尔公司推出心率监控器，中国小米公司推出智能手环，美国体育运动装备品牌 Under Armour 将检测人身体状况的传感器置入到衣服中，测量使用者的心率、呼吸频率和皮肤温度，可穿戴产品备受青睐。中国非常重视大健康可穿戴设备的技术研发，国家自然科学基金委员会和国家"863计划"支持了多项可穿戴式智能设备相关技术产品研发项目。随着人们对健康生活品质的不懈追求以及医疗技术水平的显著进步，近年来新型可穿戴医用设备及医用机器人不断出现。

　　据 Gfk 2016 年对欧洲 16 国的调研结果显示，33% 的受访者会使用在线或手机端设备、智能手环、智能配饰、智能手表等产品来监测或管理身体的健康状况，在中国这一比例为 45%。而中国无论从人口基础还是购买力看，市场潜在容量巨大，成为各大厂商布局的焦点，占全球份额 22%。[1]可穿戴行业的黄金时代也由此正式开启。Strategy Analytics 预测，市场受智能手表驱动，2022 年可穿戴设备的整体批发销售收入将达到 450 亿美元。

（二）大健康设备的多元发展技术领先

大健康设备包括康复保健护理机器人、医用仪器、人工器官、医用高分子材料制品、大数据医疗保健服务等。通过多年的大健康设备科技研发，中国的大健康设备产品已能生产包括医用电子仪器、光学仪器、超声仪器、激光仪器、放射设备、医学影像设备、手术器械、消毒设备、冷藏设备及人工器官、医用高分子材料制品、卫生材料等在内的 68 大门类，3,400 多个品种，1.1 万个规格的产品，而且随着科学技术的发展还会出现新的门类。中国每年开发新产品 300—400 项。有十大重要的医疗器械技术正影响着病人诊治、临床实践、产品研制和医疗器械工业，它们分别是：植入式涂层器械、颈动脉支架、心脏辅助装置、人工骨和皮肤移植物、人工矫形盘、基于核酸的 IVD（体外诊断）装置、医用激光、医用成像技术、无线技术、计算机辅助外科。通过科技开发，逐渐摆脱进口产品的束缚，2016 年国产替代率已超过 90%。[2]如北京航空航天大学研发的"智能外骨骼"机器人于 2016 年在国内亮相，是国内多种学科交叉研究形成的较为完整的医疗康复终端体系，被视为集多种制造业技术之大成。这一

---

[1] Gfk：《2017 全球科技趋势》，http://www.gfk.com/zh/insights/news/2017-1/，2017-05-26。

[2] 前瞻产业研究院：《中国医疗器械行业市场环境分析》，2016-10-09。

"智能外骨骼"机器人已完成临床实验 100 多例，能够实时监控穿戴者的行走特点，通过在线反馈、智能引导、调整步态，助力脊髓损伤患者重新行走或使早期偏瘫患者重塑正确行走能力，高效康复。[1]

（三）健康检测技术不断发展

大健康检测的测序技术发展迅速，检测性能不断提升。DNA 测序获得的信息含量丰富，成本低廉，速度和数据量有极大上升，中国在研究和临床实践中发展最快，应用最广。但是，目前测序上游产品如测序相关仪器及试剂的生产在中国还没有很好的基础，基本被国际巨头主宰。以中国现有的基础工业和科研创新水平，短时间内要大力发展测序工业产品有很大的难度。只有国内发展检测上游产品技术，才能降低国内下游服务企业的采购成本压力，提升中国检测业务的整体竞争力，这也是中国大健康检测技术发展的方向。相比大健康检测技术上游业务，下游测序服务将长期持续被国内企业主宰。目前，检测服务属于敏感领域，中国必须自己掌握大量遗传资料，国外企业也难以涉足。而且，中国企业在渠道、服务和医院资源方面有巨大优势，未来仍将大概率保持稳健快速成长。大健康检测服务市场技术进步有望创造行业重新集中的契机。肿瘤基因测序特别是早期肿瘤筛查——液体活检领域是基因测序领域下一个最有希望的"杀手级应用"和投资重点，其潜在市场空间远大于生育健康类服务，但技术难度大，目前仍在成熟成长，由科研向临床转化阶段，企业的技术能力和渠道能力十分关键。消费级测序领域产品化空间广阔，但目前规范化程度低，鱼龙混杂，销售能力是最重要的制胜法宝。[2]

---

[1]《北航外骨骼机器人研发成果亮相中关村"智造大街"》，http://news.buaa.edu.cn/info/1002/23522.htm，2016-07-29。

[2] 国金证券股份有限公司：《生物技术行业 2017 年日常报告》，2017-04-27。

三、中国大健康消费意识提升

根据产业发展趋势，大健康产业迎来了加速发展期，助推中国大健康产业高速发展的引擎除了政策体系促进和科技创新外，还有一个主要引擎是人口结构变化和居民健康意识提升，这加速提高了居民对健康服务的潜在需求，扩大了医疗保健支出，从而推动大健康产业的持续发展。

（一）人口老龄化日益突出

国家统计局发布的数据显示：2016 年中国大陆总人口 138,271 万人，比 2015 年末增加了 809 万人；全年出生 1786 万人，出生率为 12.95‰；死亡 977 万人，死亡率为 7.09‰；自然增长率为 5.86‰。其中 60 周岁及以上老龄人口超过 2.3 亿人，占总人口的 16.7%；65 周岁及以上人口超过 1.5 亿人，占总人口的 10.8%，两项指标都超过了国际上公认的人口老龄化的"红线"。[1] 如图 3-1、图 3-2 所示。

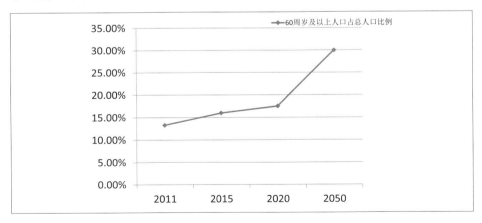

图 3-1　中国 60 周岁及以上人口占总人口比例测算

[1] 国家统计局：《中华人民共和国 2016 年国民经济和社会发展统计公报》，2017-02-28。

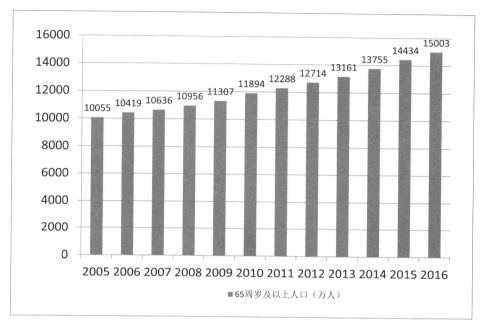

图 3-2　中国 65 周岁及以上人口数量（2005—2016）

（数据来源：根据国家统计局公布的数据整理）

中国成为世界上第一个老年人口破 2 亿人的国家。根据中国人民大学老年学研究所所长杜鹏预测，2040 年左右，老年人口将突破 3.5 亿人，在 21 世纪结束前都不会低于这个数字。中国老年人口的高峰将出现在 2055 年左右，届时将接近 4.5 亿人。主要原因一方面是 1963 年开始鼓励多生孩子，成为人口生育率最高的年份。另一方面，随着中国实行计划生育政策，20 世纪 80 年代中国的平均生育率突然降低，老年人口占总人口的比例不断增长。按照国家人口发展战略，中国的人口总量将控制在 15 亿人左右，过高或过低的生育率都不利于人口与社会经济的协调发展。人口加速老龄化与寿命的延长将是大趋势，预计 2050 年以后，中国 80 周岁以上的高龄老人数量会保持在 1 亿这个庞大的数字。在人口老龄化发展的情况下，养老、老年人慢性病治疗等健康服务将成为全社会关注的事情。

（二）儿童保健医疗服务持续增长

随着国家二胎政策的实施，中国家庭在生活水平逐步提高的前提下，愿意生两个小孩。国家卫生和计划生育委员会 2016 年调查结果显示，已婚育龄家庭希望的子女数为 1.93 个，已有一个小孩的家庭近 40% 有再生育的打算，这将会增加中国儿童人口数量。据社科院人口与劳动经济研究所预测，全面二孩政策下每年新增出生人口 226 万—425 万（平均 340 万人），相当于每年新生儿数量增长 14% 以上的规模。所以，儿童保健医疗服务具有持续性增长力。但是，中国现有的儿童保健医疗服务明显不足，存在供不应求的现象，这也意味着儿童保健医疗服务的市场前景非常广阔。

从供给侧看，儿童药品和儿科医师供给不足。在儿童药品方面，中投产业研究中心预测，未来 5 年儿童药品将会保持两位数增长，复合增速在 10% 左右，至 2020 年中国儿童药品市场规模有望突破 1,100 亿元。但目前的儿童药品市场规模仅占全国医药市场的 4%，远未饱和。在门诊方面，儿科医师缺口巨大。根据《2016 中国卫生和计划生育统计年鉴》统计，中国 0—14 岁儿童总人数约 2.3 亿，但儿科医师只有约 11.8 万人，每千名儿童的儿科医师数为 0.53 人，远低于世界主要发达国家，儿科医师存在较大缺口。

（三）健康意识提升消费支出增加

中国的人均 GDP 逐年增长，居民家庭的人均可支配收入也逐年增加，居民消费进入升级周期，消费支出中生活必需品不再是主要消费，医疗保健类的支出增加，为中国大健康产业发展奠定了购买力基础。统计显示，近几年，城镇居民医疗保健类支出年均增长率为 10.66%，高于居民消费性支出 10.35% 的增速，且呈现明显上升趋势。如图 3-3 所示。

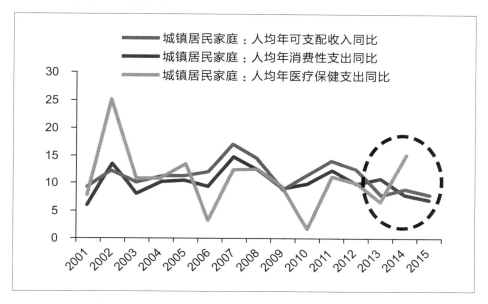

图 3-3　城镇居民家庭同比人均年可支配收入、消费性支出和医疗保健支出情况

另外，生活质量提高和健康意识提升也进一步促使大健康产业发展。人们在提升生活质量的时候更加关注自身的健康；伴随着环境问题和生活压力，人们对健康有了更高的要求，如慢性病医疗要求、病前预防与病发治疗均有更多的需求。根据《中国居民营养与慢性病状况报告（2015）》，2012 年全国 18 岁及以上人群高血压患病率为 25.2%，糖尿病患病率为 9.7%，40 岁及以上人群慢性阻塞性肺病患病率为 9.9%。[1] 较高的慢性病率迫切需要加强健康问题预防，需要积极推进健康检查、慢性病机会性筛查。

[1] 国家卫生和计划生育委员会：《中国居民营养与慢性病状况报告（2015 年）》，2015-06-30。

四、中国部分地区大健康产业的实践

（一）上海市大健康布局

上海是中国最早提出健康城市建设的地区之一，早在 2003 年就提出了健康城市建设三年行动计划，一直持续到现在，累计开展了五轮健康城市建设，使上海市的主要健康指标一直处在中国领先地位，达到世界发达国家水平。但是，人民健康需求的不断提高、生活方式不断变化和人口深度老龄化仍然要求政府必须把健康放在优先发展的战略地位。所以上海根据《"健康中国 2030"规划纲要》发布了《"健康上海 2030"规划纲要（征求意见稿）》，作为指导上海市未来 15 年发展大健康领域的纲领性文件。

《"健康上海 2030"规划纲要》提出了具体的目标，分到 2020 年和到 2030 年两个阶段设定。健康水平方面，人均预期寿命到 2020 年达到 82 岁以上，2030 年达到 84 岁以上；婴儿死亡率到 2020 年要低于 7‰，到 2030 年要低于 5‰；城乡居民达到《国民体质测定标准》合格以上的人数比例到 2020 年要达到 96%，2030 年要再上升 0.5 个百分点，达到 96.5%。健康生活方面，人均体育场地面积，2020 年为 $2.45m^2$，2030 年为 $2.65m^2$；2030 年实现市民健康素养水平高于 40%，经常参加体育锻炼人数比例达到 46%。需要加强健康服务与保障，2030 年实现重大慢性病过早死亡率低于 9%，常见恶性肿瘤诊断时早期比例高于 40%；增加医师和护士人数。大力发展健康服务业，使健康服务业成为城市支柱产业；2020 年，健康服务业产值占地区生产总值比例高于 5.5%，到 2030 年健康服务业产值占地区生产总值比例高于 7.5%。率先实现可持续健康发展目标，成为具有全球影响力的健康科技创新中心和全球健康城市的典范。[1]

（二）贵阳市大健康布局

贵阳是贵州省的省会城市，地理位置优越，自然资源极为丰富，是中国首个国家森林城市，被列为国家循环经济试点城市，荣登"中国十大避暑旅游城市"榜首。在贵州"医、养、健、管"四大业态支撑的大健康行动计划和大健康产业工程的带动下，贵阳市逐渐聚集了一批如益佰、百灵等大健康领域领军企业，初步形成了贵阳新医药产业千亿元产业集群。贵阳市将大健康产业发展分为三步走，从 2016 年开始，第一年启动打基础，2017—2018 年攻坚突破，2019—2020 年提升质量形成大健康产业规模。贵阳市以群众安全感和幸福感显著增强为出发点，以健康贵阳规划为准绳，设定健康贵阳的科学、有效、可行的指标和评价体系，建成全国健康城市，实现城市建设与人的健康协调发展，使人群主要健康指标达到国内先进水平。

至 2020 年末，贵阳市卫生总费用占地区生产总值比重达到 6.8%，个人卫生支出占卫生总费用的比重降至 26% 以下。人均预期寿命达 75 岁。高血压、糖尿病等重大慢性病过早死亡率比 2015 年降低 10%。居民健康素养水平提高到 16%。建成区人均公园绿地达到 17m²/人。每千名老年人拥有床位 35 至 40 张，护理型床位不低于 12 张。90% 以上的乡（镇）和 60% 以上的农村社区建立包括养老服务在内的社区综合服务设施和站点。人均体育场地面积达 1.8m²，人均非标准体育场地面积达到 2.5m²，实现县乡村三级公共体育设施全覆盖。经常参加体育锻炼的人数占全市常住人口比例的 38% 以上；

---

[1] 上海市人民政府：《"健康上海 2030"规划纲要》，2017-03-21。

市民《国民体质测定标准》总体合格达标率达90%以上。[1] 家庭医生签约服务覆盖率逐年提升，2020年实现全覆盖。60岁以上老年人全部建立健康档案。依托中药材资源和特色农产品优势，到2020年，健康药食材产业总产值达到40亿元（人民币）；健康医药产业总产值达到608亿元（人民币）；健康医疗产业总产值达到313.5亿元（人民币）。塑造"贵阳·中国健康养生名城""生态贵阳·秘境养生胜地"的品牌形象。到2020年，健康养生产业总收入达650亿元（人民币）；健康养老产业总产值达598亿元（人民币）。体育产业总规模达70亿元，力争100亿元（人民币）。发展个人全程全方位的健康管理模式。[2]

（三）绍兴市大健康布局

大健康产业是绍兴工业经济的支柱产业之一，主要集中在生物医药、营养保健品、现代中医药、医疗器械、医疗用品等行业，在领跑行业的同时，也带来了良好的经济效益。2016年，健康制造业规模以上总产值390.5亿元（人民币），同比增长7.7%；健康服务业产业部分限额以上营业收入115.3亿元（人民币），同比增长22.9%。2016年，全市平均期望寿命81.11岁，孕产妇"零死亡"，居民健康素养水平21.3%，国民体质监测合格率91.9%，均领先于浙江省平均水平，人民的健康获得感正日益增强。

绍兴市根据国家和浙江省的健康行动计划，发布了融入绍兴元素的《健康绍兴2030实施计划》。该计划明确定位健康绍兴的总体目标是全面建成健康促进型社会，为高水平全面建成小康社会提供健康

---

[1] 贵阳市人民政府：《关于坚持人民健康优先发展战略全力推进健康贵阳建设的实施意见》，2017-06-27。

[2] 同[1]。

基础。计划主要为三步走：第一步是到 2020 年，在全省率先建成与全面小康社会相适应的基本医疗卫生服务和基本体育健身服务体系，人群主要健康指标达到高收入国家水平并居全省前列；第二步是到 2030 年，人群主要健康指标居于高收入国家先进行列并保持全省前列，全面建成健康促进型社会；第三步是到 2050 年，建设好与绍兴市经济社会发展相适应的健康示范市。

该计划还明确了各项细化具体指标，如明确居民人均期望寿命达到 82.28 岁，国民体质监测合格率达到 95%，居民健康素养水平达到 32%，人均体育场地达到 2.8m² 等，健康产业总规模超过 2,500 亿元（人民币），健康环境更为优美安全，健康服务更趋优质高效，健康保障更加公平可持续。绍兴将通过落实"十大任务"来绘就绍兴的健康蓝图，包含健康环境、健康食药、健康安全、健康促进、健康生活、健康服务、健康保障、健康产业、深化医改和健康创建等 10 个方面的主要任务，涉及 36 个部门单位。在普及健康生活方面，实现市、县、镇、村四级健身场地全覆盖，到 2030 年全市经常参加体育锻炼的人数比例达到 48%。优化健康服务方面，加强医疗服务体系建设和服务能力，到 2030 年全市建成比较完善的 20 分钟医疗卫生服务圈，智慧医疗覆盖率达 95% 以上。绍兴市的全科医师签约服务率将达到 85% 以上，实现人人都有家庭医生。绍兴市将打造"15 分钟健身圈"，发展高端医养结合体，规划一批健身场地设施。同时引导社会力量投资冰雪、水上、汽摩和航空等时尚运动项目，扶持游艇、帆船、户外、自驾等俱乐部，为市民创造一个多元化的健身空间。以会稽山等特色休闲养生自然资源为依托，促进养老、医疗与旅游融合，鼓励社会力量兴办医养结合机构，建设高端养心养生中心。[1]

---

[1] 绍兴市人民政府：《健康绍兴 2030 实施计划》，2017-05-09。

　　绍兴市根据本市产业发展基础和地域特色，坚持有所为、有所不为，专门梳理了七大类大健康产业的重点发展领域，共分为 42 个大方向。七大类大健康领域主要包括生物医药、医疗器械、养生保健品、健康医疗、养老服务、体育休闲、健康产品流通等。生物医药下面分为 6 个大方向：化学制剂药、生物疫苗、诊断试剂、农用生物制品、现代中药、现代食品添加剂等。医疗器械下面分为 11 个大方向：数字化医学影像诊断设备和系统，人体功能状态监测分析技术及装置，医用植入、介入器械，生物医学材料、器官及组织工程，临床检验和分析试剂及仪器，新型急救、监护与手术器械，新型肿瘤治疗装置，康复工程技术装备，健康睡眠系统，口腔清洁用品，无创、微创医疗器械及设备产业化等智能可穿戴设备。养生保健品下面分为 5 个大方向：营养黄酒类，茶叶和茶饮料类，维生素类，果蔬、珍珠粉等保健品类，养生保健品开发设备与工艺类。健康医疗下面分为 6 个大方向：综合医院，康复医院，专科医院，护理院，社区医疗服务，医学专业人才教育与培养。养老服务下面分为 5 个大方向：社区居家养老服务照料中心，居家养老服务企业（机构），养老服务需求评估评定中介机构，护理型养老机构，日常护理、康复调理等机构养老服务。体育休闲下面分为 6 个大方向：体育健身服务，体育培训服务，体育场馆服务，体育康复，运动器材产品生产与销售，运动旅游等项目。健康产品流通下面分为 3 个大方向：健康用品批发，健康用品零售，健康设备和用品租赁。七大类大健康产业重点发展领域是今后绍兴市集中力量率先可以推进发展，能取得突破性带动作用的重点领域，为实现《健康绍兴 2030 实施计划》奠定扎实的产业基础。

五、大健康产业的发展空间

大健康产业正逐渐受到全球关注，中国正努力在新常态、新形势背景下，努力发展大健康产业，希望其成为中国国民经济的重要支柱产业，为健康中国奠定基础。大健康产业越来越受到全社会的重视和关注，被一致认为将进入快车道，成为产业发展的重点。国家在《中华人民共和国国民经济和社会发展第十三个五年规划纲要》中专门单列一章阐述健康中国建设，并且以国家战略的层面发布《"健康中国2030"规划纲要》。大健康产业涉及领域非常广泛，但最重要是与民众健康消费、健康生活密切相连。生物医药、健康食品、健康服务、健康装备制造等诸多领域，与当下居民生活和消费紧密相连。美国斯坦福大学研究预测，2020年中国健康产业市场规模将高达8万亿元，基本满足中国人民的健康服务需求，成为推动经济社会持续发展的重要力量。

随着中低收入国家和中高收入国家人口增长和人均健康消费意识的不断释放，在"互联网＋"的推进下，大健康产业将迎来新的发展机遇和增长动力。有机构对中国A股市场上的大健康产业公司公布的2010年至2014年年报数据进行分析发现，中国大健康产业利润率均在10%以上，有些成长性较好的大健康产业公司利润率甚至在30%以上，明显高于其他产业的利润率，这也可以说明大健康产业发展势头非常好，持续性较好。

但是，从民众对健康服务的需求方面看，中国大健康产业发展还处在成长期，中国大健康领域的产品和服务还无法满足人民日益增长的健康需求，大健康产业中的一些细分领域和产业结构在合理性方面仍然需要更大的提升。与国际上一些发达国家对比看，中国的大健康产业发展仍存在着很大的增长空间。

一是民众健康需求不断增长，医疗服务人次日趋增多。我们从国家卫生和计划生育委员会公布的数据中可以发现：2017 年 1—4 月，全国医疗卫生机构总诊疗人次达 25.7 亿人次，同比提高 1.0%；[1] 2015 年 1—4 月，全国医疗卫生机构总诊疗人次达 24.7 亿人次，同比提高 3.3%。[2] 总诊疗人次数量每年都在增长，而且增长幅度非常大，2017 年和 2015 年同期相比总诊疗人次多了 1 亿。民众对医疗服务和保障需求日益增长，而且增长速度较快，需要大力发展医疗服务和保障产业，满足民众需求。

2015 年 1—4 月，医院 9.6 亿人次，其中公立医院 8.5 亿人次，同比提高 5.3%；民营医院 1.0 亿人次，同比提高 9.8%。[3] 2017 年 1—4 月，医院 10.6 亿人次，其中公立医院 9.2 亿人次，同比提高 1.7%；民营医院 1.4 亿人次，同比提高 12.1%。但是基层医疗卫生机构 14.2 亿人次，同比降低 0.7%。[4] 医疗服务和保障主要集中在公立医院，基层医疗服务相对薄弱。

二是围绕健康中国战略，医疗器械市场空间巨大。健康中国战略离不开先进的医疗器械支持，医疗器械市场快速增长，但仍然与社会增长的医疗服务需求存在着巨大矛盾。主要是医疗器械工业基础相对还比较薄弱，自主创新的产品和技术不足。习近平总书记在 2016 年 5 月 30 日召开的全国科技创新大会上强调，"高端医疗装备主要依赖进口，成为看病贵的主要原因之一"，因此迫切需要实现高端医疗器械国产化、品牌化。虽然，在 2015 年，中国医疗器械全体市场销售额达到了 2,268 亿元（人民币），同比增长 6.18%，

[1] 国家卫生和计划生育委员会：《2017 年 1—4 月全国医疗服务情况》，2017-06-12。
[2] 国家卫生和计划生育委员会：《2015 年 1—4 月全国医疗服务情况》，2015-06-17。
[3] 同 [2]。
[4] 同 [1]。

但放在全世界的医疗器械市场规模中，只占到很少的份额。根据 EvaluateMedTech 的统计预测，2020 年全球医疗器械市场将达到 5，140 亿美元，[1] 这也反映出中国的医疗器械行业还有很大的发展空间，未来市场增长可期。

根据科技部《"十三五"医疗器械科技创新专项规划》设定的目标，需要将医疗器械产业的整体向创新驱动发展转型，完善医疗器械研发创新链条；突破一批前沿、共性关键技术和核心部件，开发一批进口依赖度高、临床需求迫切的高端、主流医疗器械和适宜基层的智能化、移动化、网络化产品，推出一批基于国产创新医疗器械产品的应用解决方案；培育若干年产值超百亿元的领军企业和一批具备较强创新活力的创新型企业，大幅提高产业竞争力，扩大国产创新医疗器械产品的市场占有率，引领医学模式变革，推进我国医疗器械产业的跨越发展。主流高端产品全面实现国产化，自主原创产品取得重要突破，研发 10—20 项前沿创新产品，引领筛查预警、早期诊断、微／无创治疗、个体化诊疗、人工智能诊断、术中精准成像、智慧医疗、中医"治未病"等新型医疗产品与健康服务技术发展。部分重点产品市场占有率达到 30%—40%，整体提升我国医疗器械科技产业的国际竞争力。2013—2020 年间的复合年均增长率约为 5%。前沿技术突破 1—3 项原始创新技术，10—20 项前沿关键技术；创新产品研发 10—20 项前沿创新产品，主流高端产品全面国产化；竞争能力提升，培育 8—10 家大型医疗器械企业集团，建立 8—10 个医疗器械科技产业集聚区。[2]

三是信息技术大发展推动健康医疗信息化。随着互联网云计算、

[1] EvaluateMedTech:《全球医疗器械市场预览报告》，2015-10-04。

[2] 科技部办公厅:《"十三五"医疗器械科技创新专项规划》，2017-05-14。

大数据、人工智能等新型技术与健康医疗紧密结合，在健康医疗过程中要不断优化资源配置，改变健康医疗服务的内容与形式，为健康医疗信息化发展带来机遇。原来的健康医疗服务过程中，沉淀了大量的健康医疗大数据，需要通过健康医疗信息化去不断挖掘、整合、梳理、协同运用，为未来的健康医疗科学研究和健康医疗服务实践提供创新基础。中国一些大中型医院创新实践影像归档、通信系统和电子病历系统，着手建设以病人和临床为中心的数字化医院。健康医疗信息化可以根据系统大数据，分析患者的体质，对症诊治，减少人为的误判，实现精准化医疗。健康医疗信息化可以为人们建立个性化的健康档案，为每个人提供集预防、治疗、康复和健康管理于一体的个人全生命周期的健康管理服务。健康医疗信息化可以帮助政府相关部门及时分析当地人群集体性发病状况、时间等因素，获取当地异常公共卫生事件情况，提高公共卫生监控的覆盖面和处理公共卫生事件的响应速度。

第四章

中国大健康产业商业模式创新研究

一、中国大健康产业发展风口

（一）养老服务

习近平总书记在《中共中央政治局第三十二次集体学习时的讲话》中强调："人口老龄化是世界性问题，对人类社会产生的影响是深刻持久的。我国是世界上人口老龄化程度比较高的国家之一，老年人口数量最多，老龄化速度最快，应对老龄化任务最重。满足数量庞大的老年群众多方面需求、妥善解决人口老龄化带来的社会问题，事关国家发展全局，事关百姓福祉，需要我们下大气力来应对。"

庞大的老年人口市场需求可以为养老服务产业提供坚实的支撑，养老服务产业具有非常广阔的发展前景，将成为引领经济社会长远发展的新增长点。党的十八大提出了要加快建设社会养老服务体系，大力发展养老服务产业。各地区各部门根据习近平总书记要求，加大投入、扎实行动，为养老服务产业发展提供了政策方向。

一是完善养老服务相关规划和政策，培育养老服务产业新的增长点。完善养老服务产业税费政策，确保国家关于发展养老服务业等相关的税费扶持政策落实到位。根据实践过程中发现的新问题、新情况，进行税费扶持政策的研究和完善，努力构建良好的养老服务产业政策环境。积极运用政策引导工具，深化养老服务供给侧改革。养老服务产业是实体经济发展的重要组成部分，需要运用更加有效的激励、支持政策，如土地政策中可以探索以土地作价入股、土地租赁等形式支持养老服务体系建设。加强金融支持，引导资本投向养老服务产业。出台金融信贷政策，支持养老服务体系建设的贷款投入，对养老服务全产业链加强信贷支持。如鼓励金融机构对养老服务企业提供小额贷款保证，提高养老服务产业中小企业的融资信用实力。加强政府对养老服务产业的收费管理。发挥市场和社会力量在养老服务产业中的作用，通过补助投资、贷款贴息、运营补贴、购买服务等方式，为市场和社会力量进行养老服务提供费用减免。政策引导整合完善养老服务业的完全产业链。养老服务的市场需求多样性、多层次和多元化等特点，导致养老服务产业链涉及领域非常广阔，产业链延伸较长，包括房地产、保险业、医疗服务、健康管理、家政、投资服务等。需要尽快推动养老服务产业上下游资源整合，加强区域间合作，实施养老服务全产业链整合战略。

二是强化产学研合作机制，创新养老服务业发展。养老服务业要依据供给侧改革的思路，提升服务品质，满足老年人日益增长的养老服务需求。加强政府、企业和科研院校对养老服务产业的产学研合作，打造养老服务的创新平台，推进养老产业智能技术前端的基础研究、前沿研究，中端的关键技术的研发、服务以及后端的项目管理、人才培养等整个产业组织模式的有机结合；强化政府、企业、科研院所互利共赢的产学研合作机制，进行超前创新研发，打造技术创新平台，形成合力，促进应用技术研究成果转化。

三是创新养老服务投融资机制，促进养老服务产业与金融资本的融合。养老服务产业需要长期的金融服务支持，在现有的基础上，创新金融服务，引导金融机构加大对养老服务企业信贷支持。利用市场机制，运用公共财政投入引导养老服务产业形成多元化、多渠道、高效率投入体系。鼓励养老服务产业的创业投资，以政府购买养老服务为手段，提供养老服务产业创业融资担保机制，发展支持养老服务产业的创业投资和资本市场。开展政策性养老服务保险，推出服务质量优、质量评价好的长期养老服务商业保险产品，改善养老领域金融保险服务，增强吸引社会资本支持养老服务业发展的能力。

（二）养生保健、"治未病"服务

《"健康中国 2030"规划纲要》提出了养生保健、治慢性病的综合战略目标，提出到 2030 年，实现全人群、全生命周期的慢性病健康管理，总体癌症 5 年生存率提高 15%。加强口腔卫生，12 岁儿童患龋率控制在 25% 以内。[1] 从目前的经济发展和社会需求角度看，中医保健服务提倡养生保健，强调防重于治，与国家中医药管理局提出的"治未病"医疗指导原则相一致，也是世界未来医学发展的重要方向。人们对养生保健的新需求为大健康领域的创业创新提供了广阔的发展空间，互联网新技术的运用创新出大健康领域的新业态、新模式，改变了人们的生活方式。

随着人们生活方式的转变，目前民众正逐步转变原来注重病后治疗的思想，开始注重预防和保健，希望得到如中医药的养生保健之类的服务。国家中医药管理局已经组织开展了"治未病"健康工程，推广了一批"治未病"服务的方法、技术和设备，在中医保健服务

---

[1] 中共中央 国务院：《"健康中国 2030"规划纲要》，2016-10-25。

方面进行了探索和实践，取得很好的效果，受到群众的欢迎。[1]

一是以养生保健理论为基础的保健品产业成为中国经济新增长点。随着收入的不断增长和生活质量显著提高，人们开始注重保健，在未出现症状的时候进行身体保护。中国民众对传统的养生保健认可度较高，如对中医调理、养生食疗非常认同，为中国发展养生保健提供了得天独厚的环境，也促进了养生保健产业的空间拓展。需要市场结合消费者的需求，大力弘扬中医养生保健文化，挖掘新资源、新原料、新方法、新工艺，用现代科学的方法传承并创新中国保健养生产品。

二是加强养生保健"治未病"的政策引导。国家在中医保健产业发展中，将其列入产业结构调整指导目录。完善促进养生保健产业发展的法律法规和标准体系，推动出台国家标准的养生保健质量指标、标准测定方法。扎实推进养生保健服务"进农村、进社区、进家庭"工程，鼓励基层医疗机构开展中医保健服务；培训中医保健人才；通过科普宣传提高人们对中医药文化和中医保健的认识；积极引导国内和国际民营资本投资中医保健服务业。

三是建立养生保健创新体系，催生健康养生新产业。借助信息化手段提供养生保健个性化服务，为消费者定制适合自身体质的养生保健服务，重视个体体验。引导养生保健消费成为健康新时尚。拓展与人类健康密切相关的生产和服务领域，如创新现有的健康养生产品、保健用品、营养食品、休闲健身等，促进健康养生与养老、旅游、休闲健身、食品安全相融合。比如：大力发展环境优美的农村休闲养生产业；升级现有农产品，做精做优果蔬产品，形成旅游养生、食品养生产业链，推进健康养生产业提质升级。

---

[1] 国家中医药管理局：《"治未病"健康工程实施方案（2008—2010年）》，2008-08-21。

（三）生命健康云服务

《"健康中国 2030"规划纲要》指出：到 2030 年，运用互联网技术构建生命健康云平台，要实现全国县级及以上的健康信息互通共享；全国乡镇以上推进远程医疗全覆盖，达到每个人都拥有规范化的电子健康档案和功能完备的健康卡，满足个性化服务和精准化医疗的需求。[1]

一是全面建立远程医疗应用体系，科学推动互联网＋医疗健康服务。借助信息化手段，发展智慧健康医疗便民惠民服务。国家统一构建全面的人口健康信息互联互通的云平台，逐级建立"触网入云"的医院，助推分级诊疗，提升基层医疗服务能力。将中国原来的医院信息化建设成果纳入生命健康云，实现一体化生命健康信息管理。规范应用健康大数据，大力支持研发运用智能化健康医疗设备，探索和应用远程医疗、互联网＋医疗发展路径，提供无边界数字化的医疗解决方案，构造云协作远程助医补医模式。创新互联网健康医疗服务模式，启动"云医院建设"。在云技术支撑下，鼓励基层医生长期主动监测服务对象，提供更精准的医疗判断，实现个人的精准医疗。

二是运用云健康大数据分析技术，推动构建统一的健康生态圈。利用基因检测技术，推动全基因组测序。每个人一生只做一次全基因测序，拥有一份健康护照，测序以后为人类提供健康问题的精准解决方案，帮助人们预防衰老、预防肿瘤，为每个人提供个性化诊治，有针对性地增强人的免疫力，实现个性化、全面性、精准服务的全方位健康生态圈，从而促进医疗、健康、养老三位一体，创新"健康生态圈"的商业模式。

三是开发各类可穿戴设备，搭建"生命守护"健康云平台。鼓励

---

[1] 中共中央 国务院：《"健康中国 2030"规划纲要》，2016-10-25。

开发计步，测心率、血压等健康功能的"生命守护"穿戴设备，如智能手表、智能血氧仪、智能体脂秤等，从饮食、运动、作息等生活细节采集数据，实现日常健康监测居家化、便捷化、智能化。通过各类生命健康可穿戴设备自动传送的数据，同步到"生命守护"健康云平台，每天可以进行智能分析。根据健康云平台数据智能分析结果，提供一对一的健康指导。

（四）家庭与社区保健

　　人民群众对健康服务的需求呈现出多元化、个性化的发展趋势，他们迫切需要适合自身特点的社区健康服务，甚至配备家庭医生。针对人民群众对健康服务的就近、个性化需求，国务院办公厅发布《全国医疗卫生服务体系规划纲要（2015—2020年）》，明确提出到2020年，根据居民健康需求，实现每个乡镇办好1所标准化建设的乡镇卫生院，在每个街道办事处范围或每3万—10万居民规划设置1所社区卫生服务中心，每千常住人口基层卫生人员数达到3.5人以上。初步建立起充满生机和活力的全科医生制度，基本形成统一规范的全科医生培养模式和"首诊在基层"的服务模式，全科医生与城乡居民基本建立比较稳定的服务关系，基本实现城乡每万名居民有2—3名合格的全科医生，全科医生服务水平全面提高，基本适应人民群众基本医疗卫生服务需求。[1]

　　实现家庭与社区保健的目标，其实政府一直在提倡。政府借鉴国外一些社区保健实际经验，鼓励推行"保健进家庭、小病在社区、大病去医院、康复回社区"的医疗服务模式，实现一般家庭的保健在"社区"中完成。这就需要首先完善家庭与社区保健的硬件设施建设，

[1] 国务院办公厅：《全国医疗卫生服务体系规划纲要（2015—2020年）》，2015-03-30。

如国外一些国家的"可持续的生活辅助设施"，在每个家中配置紧急呼救设备，与当地的医疗系统连接，一有危害生命健康的紧急问题，轻轻一按呼救设备，就可以联系到医护人员，得到最快治疗，有效应对意外突发情况。

其次引进社会资源与优势，打造社区健康服务中心。鼓励相关企业与社区共同建立以健康管理、社区医疗、康复服务、养老服务为核心业务的社区健康服务中心，组建家庭医生团队，让专业的健康医疗服务走进社区、走进家庭。运用物联网、移动互联网、大数据等新技术，搭建社区和家庭健康医疗服务O2O（线上与线下融合）网络，向社区居民提供高品质、便利化、专业化的健康医疗服务。在健康社区内，居民可以享受预防、保健、医疗、康复于一体的健康管理服务，健康社区也可以更好地监测患者的日常健康状况，彼此之间建立良好的沟通和信任支持关系。

打造全新的集医疗、居住、生活、休闲于一体的居家养老健康社区。目前，中国大多数老年人受到传统思想影响，仍把居家养老视为最理想的养老方式，不愿意离开居住的社区。居家养老服务需要不断充实服务内容，完善服务设施，提供老年人健康管理、精神陪伴等服务。建设运作规范的社区日间照料中心、老年人活动中心以及农村养老服务综合设施和站点。推进家庭社区养老智能化建设，以智慧、健康养老和居家作为中心，把养老服务、健康管理服务输送到家庭和社区。

（五）健康产业流通环节

《"健康中国2030"规划纲要》提出：到2030年，推进医药流通行业转型升级，减少流通环节，提高流通市场集中度，形成一批跨国大型药品流通企业。[1] 国务院办公厅在《关于促进医药产业健康发展的指导意见》中提出要发展健康产业现代物流，建立现代医药流通体系，推动大型企业建设遍及城乡的药品流通配送网络，充分发挥邮政企业、快递企业的寄递网络优势，提高基层和边远地区药品供应保障能力。[2]

一是互联网就医创新不断推进，迫切需要相配套的医药物流技术。目前，中国开始探索利用互联网进行门诊，在网上进行病例会诊，研发的人工智能就医机器人，甚至能根据名医诊断经验帮助病人开出相关的名医处方，使人们获得更加方便、更加综合的医疗服务。互联网就医必然需要基于互联网的医药配送行业，需要在传统专业医药物流供应系统基础上，结合互联网电商优势，创新 OTC 药（非处方药）甚至处方药的采销模式。医药不同于其他日常用品，需要建立专业的医药冷链运输线和专业的医药客服服务，完善互联网医药流通体系。

二是运用信息化（ERP）管理技术加强医药配送平台建设。加强医药跨区域配送技术的创新，引导药品流通企业进行跨区域的专业医药商务管理系统研发，构建跨区域药房的互联网销售管理网络，管理连锁药房、零售药房，全程管理采购、库存、配送、销售等医药配送全部业务过程。平台中的每一个零售药房通过报送销售的药品种类与数量，实现医药配送平台以销定购，提高医药配送管理效率。平台需要共享药剂师对药品使用效果的推荐，实现在医药商务贸易过程中的无纸化，最终为医药配送带来低成本、高效益。

---

[1] 中共中央　国务院：《"健康中国 2030"规划纲要》，2016–10–25。

[2] 国务院办公厅：《关于促进医药产业健康发展的指导意见》，2016–03–11。

二、大健康产业发展模式——加强技术研发

加强生命健康产业技术研发。《"健康中国 2030"规划纲要》提出加强健康产业的科技成果研究，实施生命健康产业绿色和智能改造升级，提升质量技术，并进行专业化、市场化转化。[1] 国务院办公厅颁布《关于促进医药产业健康发展的指导意见》，其中也明确指出了生命健康产业创新能力提升的重点，主要为运用互联网、大数据等信息技术，建设技术研发、产业化等技术创新服务平台，推进新药创制，加快开发化学药制备技术，推动生物技术研发及工程化，提升新型制剂技术水平，在技术创新的基础上推动重大药物产业化。开发数字化探测器、手术精准定位等技术，加快医疗器械转型升级。[2]

（一）核心产品创新

做大核心品种，深化终端销售体系。如葵花药业（002737）根据核心产品的品种差异特点，充分运用现有的销售渠道和医院端的处方引导，加强核心产品的差异化终端销售；普药采取控销模式，在处方医生的权威推荐下强化 OTC 端的销售。终端销售带动核心产品差异化研发创新，规模再上一个台阶。如宝莱特（300246）充分运用自身在血透技术上的优势，深入布局血透领域"产品＋渠道＋服务"全产业链。公司在贵州、上海和深圳投资设立血透领域的医疗器械公司，进一步整合投资血透渠道商。收购清远康华医院，在服务方面布局血透市场的全产业链。润达医疗（603108）加速推进"产品线扩容＋渠道整合"，进一步完善"IVD（体外诊断产品）大超市"的

---

[1] 中共中央 国务院：《"健康中国 2030"规划纲要》，2016-10-25。

[2] 国务院办公厅：《关于促进医药产业健康发展的指导意见》，2016-03-11。

产品布局，产品库再次扩容。

大健康相关细分领域企业携手，打造细分市场新龙头。如华润三九（000999）与赛诺菲在消费者保健领域开展深度合作。赛诺菲拥有在儿童保健、妇科保健方面的核心产品和较高知名度的保健领域品牌，而华润三九拥有在中国市场上占优势的市场营销渠道，双方进行消费者保健领域的合作，可以形成较好的产品协同布局，为未来的新产品研发和推广提供优质平台，有望成为消费者保健领域的药品新龙头。

（二）独立实验室

专注现有技术发展。龙头企业深抓核心产品，不断创新产品技术。如华兰生物（002007）作为长期以来的国内血制品龙头，是中国首家通过血制品GMP认证的企业，在血制品技术研发和收入利润方面有突出的综合优势。根据血制品行业的市场规律和国家监管政策的要求，华兰生物与德国赛多利斯、美国GE公司成立了联合实验室，在实验室中进行重组蛋白的表达和纯化、多肽/多糖的结合、生化分析等技术研究，共投资2亿元人民币，推进技术创新，期望突破一批关键核心技术。

建立行业独立实验室新业态。达安基因（002030）的主营业务是体外诊断试剂研发服务，主要产品有试剂、仪器和服务三部分。在新的经营模式下，达安基因加强与公立医院合作，建立行业中新型独立实验室，从原来商业的、民营的第三方诊断中心，发展为在经营权和区域垄断性上具有混营特色的联合实验室与区域检验中心。独立实验室服务面向医院检验科下游，整合当地医疗资源，通过打包集采服务的形式提供产品。

（三）海外并购

并购吸收海外企业技术。通过境外股权竞购优质企业，参与创新药的早期研发，挖掘更多大健康潜力产品。解决企业进军国外大健康市场产品的认证资质问题，拓展海外产品的研发、生产和销售空间。如博腾股份（300363）竞购美国新泽西的 J-STAR Research, Inc. 获得从事化学创新药的研究设计、客户定制 & 分析、cGMP 公斤级实验室生产及成盐、结晶等服务的资质。公司的创新团队、实验室设备和长期药物研发经验将帮助博腾公司的业务开展，起到导流作用。天士力（600535）在美国 FDA 国际多中心进行 Ⅲ 期临床试验，使复方丹参滴丸在美国 FDA 获批，丰富公司产品线，拓展后工业端渠道，巩固了国内市场并带来海外市场想象空间。也可以直接收购境外同类大健康成熟公司，直接进军国际高毛利细分市场。如华海药业（600521）收购美国夏洛特的 Par 公司，获得生产厂房、原料药、制剂产品库存和生产产能线，并直接获得了 FDA，DEA 等的认证，切入管控类的国外政府、军队供货体系，实现产品需求稳定、高毛利的目标。后续可以直接以国外工厂为生产基地，进入高壁垒、高利润的管控类药品领域。通过合作收购，实现海外地区的大健康产品开发、生产和商业化的独家许可。如恒瑞医药（600276）与日本 Oncolys BioPharma 公司达成协议，有偿获得 Oncolys 研发的溶瘤腺病毒产品 Telomelysin 在中国大陆、香港和澳门特别行政区的开发、生产及商业化的独家许可权。

三、大健康产业发展模式——多元化发展

《"健康中国 2030"规划纲要》提出要完善多元化的健康筹资机

制，充分调动社会组织、企业等参与健康产业发展的积极性。[1] 国务院颁布《关于促进健康服务业发展的若干意见》，鼓励各类创业投资机构和融资担保机构对健康服务领域创新型新业态、小微企业开展业务。[2]

（一）运用自身品牌拓展延伸

运用自身品牌优势，布局关联大健康产业。如贵人鸟（603555）通过收购威康健身，运用自身的品牌优势，多元化布局健康产业，从而推动公司整体的大健康战略布局。贵人鸟是国内知名的运动服饰品牌，在中国的知名度较高；威康健身是中国健身领域的领跑者，在健身俱乐部建设上有较高的声誉，现在已在中国范围内拥有 115 家直营专业健身俱乐部，在册的健身会员数超 80 万。贵人鸟收购威康健身以后，可以在会员个性化健身过程中，宣传运动服饰装备，通过团操课程展示、私人教练推荐等方式推动公司在大健康领域的拓展，提高母公司在健身领域的知名度，提高母公司在大健康领域的权威性。又如信隆健康（002105）本身是生产自行车零配件的公司，在自行车运动方面有深厚的基础。公司在现有基础上开始进行大健康领域的长远战略规划，期望打造成集健康体育装备制造和服务于一体的多元化公司。公司不断进行大健康横向发展，挖掘健身康复器材的市场潜力；纵向上根据国家支持体育教育的政策，积极开拓儿童体育教育领域。公司运用自身品牌优势多元化推进大健康领域的发展，可以形成健康消费和健身器材相辅相成的良性循环。

剥离原有主营业务，坚定转型大健康。如星河生物（300143，

---

[1] 中共中央 国务院：《"健康中国 2030"规划纲要》，2016-10-25。
[2] 国务院：《关于促进健康服务业发展的若干意见》，2013-09-28。

2017年7月6日起，启用新的证券简称"星普医科"，证券代码不变。）看到放疗业务的市场空间，开始剥离原来的主营业务农牧业务，转型到大健康产业。星河生物通过投资玛西普医学科技发展有限公司，直接拥有立体定向伽玛射线放射治疗系统，使公司在转型大健康领域的放疗设备生产和放疗服务供应中具技术优势和竞争成本优势。目前，公司已为中国的12家医院提供放疗业务整体解决方案，使放疗业务成为公司的主要收入来源。又如中珠医疗（600568）不断清理8.4亿元（人民币）房地产存货，加快转型医疗大健康步伐。2015年中珠医疗斥资19亿元（人民币）全资收购深圳一体医疗，获得进入高端放疗医疗器械领域机会，并打通公司进入放疗医疗服务市场的通道。收购复旦大学拥有的益母草碱（SCM－198）新药项目，收购六安开发区医院65%股权，牵手民营三级综合医院哈尔滨嘉润医院，共建肿瘤放疗中心。

（二）跨界投资整合

跨界投资整合资源。利用现有技术和资源，跨界发展大健康。如三星医疗（601567）原来的主营业务主要集中在智能配电业务上，在智能配电方面形成了设备研发、生产和销售的闭环，通过为医院等提供智能配用电服务，开始投资医疗服务项目，正式跨界转入大健康领域，重点发展医院管理业务等，形成智能配用电服务和医疗服务双主业发展的格局。如金明精机（300281）主营业务为薄膜吹塑设备和中空成型设备的研发与制造，在智能设备制造上拥有较强的技术优势，国际上也极具竞争力。公司在智能制造技术基础上，围绕"智慧金明"和"健康金明"两大战略，进军康复机器人领域，开始跨界转入大健康领域。

投资进军大健康产业，服务同质核心客户群体。如潮宏基（002345）

通过跨界投资正式跨入美容健康行业。公司发现首饰行业和美容健康行业的服务群体一致，均为时尚女性，因此在首饰经营的基础上，通过投资制定轻奢健康生态圈战略，在未来可以共享资源，高度协同业务发展。公司还将进一步推进大健康战略布局，轻奢健康生态圈战略拟设立的化妆品并购基金，将不断拓展与公司轻奢健康生态圈战略相契合的大健康领域项目，不断拓展"她经济"市场，享受大健康产业发展红利。

（三）参与海外盈利模式

深度切入海外大健康领域盈利稳定的公司，创造共享海外大健康业绩增量。如泰格医药（300347）通过收购台湾泰格国际医药股份有限公司部分股权，探索大陆与台湾地区医院临床数据互认模式，帮助两岸医院实现服务的互通，从而拓展海外的临床服务。如果模式可行，将在全球范围内布局，全球共享临床数据，开展全球化的临床业务。

加强贸易合作，发展壮大中国大健康产业的国际贸易板块。如中国医药（600056）与委内瑞拉签署了61亿元（人民币）供货合作协议。此次合作获得了中委联合融资基金的资金支持，国际贸易板块不断发展壮大，为公司发展注入新活力。

海外设立全资公司，成立大健康产业基金项目，全力推进大健康领域布局。如棒杰股份（002634）在香港设立全资公司，与联合医疗健康行业专业程度高、资源丰富的股权投资机构尚信资本共同投资设立医疗健康产业基金，有效降低风险。

搭建海外销售网络平台，深度切入大健康产品的国际蓝海市场。如万润股份（002643）并购MP公司，获得了MP公司5.5万种生产和销售的产品，具有了全球性的分销网络，有望依托国际平台开拓生命科学和体外诊断蓝海市场。

四、大健康产业发展模式——人才培育保障

（一）创新合作办学模式

打造细分市场系统。创新合作办学模式解决细分市场人才瓶颈问题。如通策医疗（600763）与杭州医学院签订战略合作协议，公司作为协议履行主体开展合作办学和共同建设浙江省生殖医学研究中心以及建设浙江存济妇女儿童医院。公司将与杭州医学院开展合作办学，创办杭州医学院存济妇产临床医学院和杭州医学院存济口腔医学院这两个二级学院，按照协议内容，科研学术成果等知识产权归双方共同拥有，毕业生在同等条件下可以优先进入通策集团或其关联公司。通过合作办学的模式一方面解决了公司的人才培养和瓶颈资源问题，另一方面产研结合有助于技术的提高和研究的落地，为公司持续发展提供动力。结合2015年通策集团与中国科学院合作创办的国科大存济医学院，公司创新合作办学引进国内外优势资源的模式日渐成熟，为公司长期发展提供了坚实保障。[1]

（二）聘请海外高端人才和高管

聘任国际性大健康人才，提升企业实力。直接聘请大健康领域国际巨头高管担任公司高管，带来国际先进管理理念和经验。如科华生物（002022）聘任原梅里埃的全球副总裁、亚太区总裁丁伟先生担任公司总裁，运用先进外企管理经验促进公司内部产生强烈化学反应，为公司在大健康领域国际化发展奠定战略基础。

---

[1]《能策医疗联合杭州医学院 提升医疗和生殖业务竞争力》，《投资快报》，2016-12-27。

支持国际大健康领域研究团队，组建企业国际化产品研发团队。如博腾股份（300363）通过收购美国新泽西的 J-STAR Research, Inc. 支持该公司实验室和研发团队潜心研究，帮助公司在大健康领域的新技术、新产品研发，并直接获得国外新产品的认证资格。

整合投资优质关联企业，布局大健康多元化发展。如金城医药（300233）并购朗依制药匹多莫德，拓展医保运作、OTC 市场。收购道勃法，凭借过硬的产品质量逐鹿 2,000 亿元（人民币）抗生素市场。与中科院海洋所和中国海洋大学合作开发谷胱甘肽在水产养殖领域应用等，如能成为饲料添加剂，将有数倍的成长空间。公司将开启生物发酵、化学原药与抗生素、妇科与免疫制剂、创新药等产品多元化时代。

实施改增建项目，创新大健康多元发展模式。如恒康医疗（002219）专注医疗服务，通过收购当地医院，进行非营利性医院改制、新床位增加和新肿瘤医院建设机构，营利能力大幅增加，由此提供了新的增长点。鱼跃医疗（002223）作为国内医疗器械龙头企业，产品结构丰富，品类齐全，多样化和个性化程度高，在细分领域有领先于竞争对手的优势。收购上海中优医药，进军医用消毒领域，进一步提升在手术器械板块的市场竞争力，逐渐丰富医用产品临床板块产品线，促进公司正在着力打造的鱼跃健康、医疗、美好生活三大板块快速发展，从而保障公司整体业绩的长期持续稳定增长。丰富完整的产品线使鱼跃医疗在医院临床供应方面拥有更强的竞争能力和更好的综合收益。

持续整合产业资源，拓展大健康产业深度。如乐金健康（300247）在原有产品结构中新增毛利率更高的按摩产品系列，积极向家庭健康系统解决方案提供商转型，通过增资中盛溯源正式布局国内干细胞产业，引领行业标准化发展。此外，公司与美国麻省总医院签订了合作研究协议，将共同开发实体瘤新型 CAR-T 细胞疗法。此次投资标志着乐金健康在布局生物医疗领域之后，将投资范围进一步延伸至精准医疗领域。

五、大健康产业发展模式——集聚平台谋发展

（一）线上线下整合闭环

构建线上线下整合闭环。运用线下实体平台基础，整合内部资源搭建线上平台，打造大健康整合闭环。如红日药业（300026）线下已拥有中医全疗程诊疗服务机构"医珍堂"，在实体店中有专家有产品，再建设线上红康云健康管理平台，致力打造全国精品中医连锁平台，完成了医疗健康服务业的布局。

运用新技术打通医疗与健康环节，实现大健康信息整合和智能化服务。如思创医惠（300078）积极推进智慧医疗，大力布局人工智能诊疗领域，积极探索认知医疗解决方案，以省为单位建立区域 Watson 会诊中心，全方位提供健康信息、医疗数据、日常监测等服务。公司以智慧医疗平台 Watson 强大的医疗数据库为基础，为癌症患者提供人工智能诊疗建议。

收购相关大健康产业，实现平台到应用的全产业整合。如宜通世纪（300310）收购倍泰健康完善物联网产业链，将倍泰健康的医疗健康监测产品及服务纳入公司，与天河鸿城管理层合资成立北京基本粒子，抢占物联网 CMP 平台业务入口，加速布局自有物联网云平台，并最终实现公司从平台到应用的全产业链布局。

构建精准营销体系。加强会员管理，凸显顾客精准需求服务。如一心堂（002727）通过 CRM 系统管理客户信息，已有会员记录1,000 万条。门店服务人员可通过移动终端获取会员信息，辅助精

准营销及服务。如美康生物（300439）专注拓展全国性连锁区域医检所。而分级诊疗政策加快落地，有利于公司区域性、差异化 ICL 快速扩张发展。

构建大健康产业闭环。爱尔眼科（300015）跨域协同合作，共享客户资源。由处于不同领域的 6 家上市公司合作，设立爱尔健康险，将共享爱尔健康险的客户资源，分享新的客户价值，扩展公司未来更大的市场空间。构建健康闭环，提高客户支付能力。公司获得健康险的牌照，未来可以开展各项与健康相关的保险业务。爱尔健康险将有助于爱尔眼科为客户提供全过程、一站式的综合诊疗服务，实现爱尔在眼科细分领域的健康管理闭环。另外，爱尔健康险可以通过保险产品提高爱尔眼科客户的支付能力，释放客户需求、增加客户黏性，提高爱尔市场竞争力。这标志着公司近几年"体外孵化＋管理输出＋择时纳入"连锁扩张模式成功进入新的阶段。

（二）智慧平台打造

致力打造"互联网＋家庭健康"智慧平台。鹿得医疗（832278）主要从事家庭医疗器械的研产销，是全球家用医疗器械细分领域供应商之翘楚。2015 年公司新增互联网事业部，定位于移动医疗产品的对接与开发，以鹿得医疗成熟的互联网血压计为硬件导入，通过建设智慧家庭医疗社区服务平台，实现健康数据共享，提供检测、评估、健康护理、就诊等全流程服务，致力打造"互联网＋家庭健康"智慧平台。

（三）大样本数据库建设

立足精准医疗。建构大样本数据库，布局精准医疗领域。基因测序可构建大样本量的数据库，结合个体临床数据解读实现基因与疾病和用药的关联，为不同个体提供精确合理的医疗服务，为精准医疗的基石。如迈克生物（300463）投资美因健康科技，首次涉足基因诊断领域。美因健康科技主营基因测序服务，基因测序同时依托搭建的海量客户数据，进行基因检测产品的开发，此外，美因健康科技客户涵盖健康管理体系、医院临床体系和科研项目体系，拥有强大的终端渠道。公司首次涉足基因诊断领域，将分享国内百亿测序市场，同时促进公司基因技术研发平台的发展，为进一步拓展精准医疗市场奠定基础。此外公司可借力参股公司强大的销售渠道，提高自有体外诊断产品的市场占有率。

聚焦 DRGs〔（疾病）诊断相关分类〕发力医疗大健康服务。在管理式的医疗保健体系下，DRGs 的支付方式不仅兼顾了政府、医院、患者各方利益，还使得医保费用支出的控制效果明显。如东华软件（002065）是国内顶级的信息技术服务供应商，产品遍布多个行业，在医疗信息化领域的市场占有率已接近 20%，公司以 DRGs 技术优势切入，打造医疗大健康服务闭环。公司收购的万兴新锐是北京 DRGs 课题组在信息系统建设开发领域的唯一技术合作方，随着 DRGs 在全国范围内的推广，公司可以以覆盖全国的省级 DRGs 服务平台业务为纽带，打造以医疗大数据为核心，以 DRGs、TPA（商业健康险）、GPO（药品联合采购）和精准医疗为支撑点，开发包括移动医疗应用、商业保险、居民健康管理、个性化医疗、医疗金融与社交等场景在内的商业模式。新开源（300109）增发融资促进精准医疗发展，抓精准医疗新业务实现外延扩张，不断提高公司在新业务的话语权和利润率，通过自主研发和外延扩张等将持续布局精准医疗领域，从中长期来看公司具有较大的成长空间。

（四）终端销售平台建设

构建终端销售体系平台。随着国家反腐工作的深入和取消药品加成的政策推进，中国医院均开始阳光集中采购，降低成本，为企业进行大健康产品终端销售体系构建提供了条件。如九州通（600998）通过不断推进构建全国性的终端覆盖物流配送体系，实现药品供应链管理平台与合作医院的 HIS 系统对接，形成大健康终端销售体系业务平台。公司战略规划是投资建设 28 个省级医药物流中心，向下延伸设立 49 个地市级物流中心，从快批向直销延伸，降低药品流通成本，提高医药物流管理效率。公司还积极探索医院供应链管理模式，实行直销合作模式，搭建医用耗材供应链管理技术平台并为合作医院服务。如润达医疗（603108）顺应大健康管理行业发展趋势，不断创新整体综合服务业务模式，搭建全国性集成业务平台，在横纵向均具有极强的拓展性。公司在大健康管理服务上，依托现有的创新技术优势，首先通过大健康管理综合服务的管理输出实现异地扩张，并运用规模优势提高议价能力。其次不断创新研发特色产品，运用搭建的全国性集成业务平台终端实现平台快速铺货并向下发展服务业务。

大健康细分市场生态协同布局。如美年健康（002044）通过收购慈铭体检，直接拥有了 250 家体检门店，成为中国最大的健康体检和健康服务的公司。公司在未来可以不断整合两者在体检、健康管理和中医养生等方面的协同资源，在上游采购、服务产品研发和顾客维护等方面形成相辅相成的协同效应，打造在体检服务上国内领先的大健康行业生态型公司。

六、大健康产业发展模式——政策红利分享

（一）混改红利

健康产业混改政策红利。大健康产业混改提升企业整体效率。如云南白药（000538）在集团层面混改落地，引入市场化运营机制，加速公司外延扩张，开启品牌中药龙头企业新局面。山东药玻（600529）控股股东为沂源县国资委，而淄博鑫联为公司董监高及部分中层管理人员持股平台，此次淄博鑫联认购1,847万股（认购金额2.7亿元人民币）后，管理层持股比例将由1.37%提升至7.25%，持股比例大幅提升（成为公司第二大股东），治理结构迎来拐点式变化，将有利于经营效率进一步提升，同时更有动力进行外延拓展。管理层积极参与定增，驱动内生增长和外延拓展加速。

（二）医保目录

新一轮医保目录释放红利。重点产品纳入国家医保目录优先审评，促进大健康领域发展。如丽珠集团（000513）独家的重点产品艾普拉唑为1.1类专利新药，已荣获2015年国家科学技术进步二等奖，目前已进入12省医保增补目录，将在国家医保目录调整中优先审评。恩华药业（002262）过去几年陆续获批了麻醉药、精神科等多个大品种，这些品种有望进入新版的医保目录，政策面的医保和招标周期叠加，有望提升公司业绩的增长趋势。

超前布局医保业务，借力发展大健康产业。如海虹控股（000503）医保控费业务覆盖范围扩至全国24个省/直辖市的近200个地市，服务参保人员超过8亿人。借助国家大力发展健康产业的战略契机，建设实时智能审核平台，为医院提供医保实时智能审核服务收取费用。在大健康领域的超前布局，将使公司业务迈上

新台阶。康弘药业（002773）的康柏西普（商品名：朗沐）是中国首个获得 WHO 国际通用名的生物药，有可能凭借较高的临床价值和相对便宜的价格进入国家医保目录，从而进一步扩大销量，使更多的患者受惠。

（三）稀缺标的带来大健康产业发展

健康消费意识的加强带来红利。根据中国城镇居民消费价格指数，我们可以发现，2010 年开始国内消费价格和商品零售价格有一定程度的下跌；但是，消费者在大健康产业的总体消费价格一直处在上升的通道中，这也反映了民众对健康消费认识的不断提高，会给大健康产业带来发展红利。如健佰氏（834887）深耕大健康行业，借助健康消费意识的提升希望建立国内最大的一线医药品牌大健康运营平台。

健康意识提升促使健康险业务形成成长拐点，如卫宁健康（300253）与国内商业健康险领先企业中国人寿合作，整合双方在技术和市场覆盖方面的优势，提供新增长点。

养老行业稀缺标的带来大健康产业发展。如宜华健康（000150）2016 年全面剥离地产业务转型大健康，借助政府 PPP 模式（公私合营模式）完成医疗工程、医院管理，推行会员制养老服务租赁模式，促进养老运营、后勤服务等医疗养老全产业链外延布局，投资回收期大幅缩短。

大健康消费需求的增长有效驱动公司业务稳定增长。如保龄宝（002286），一方面抓住大众食品功能化消费提升的机会，不断拓展功能糖的创新和生产销售，公司在人们生活水平提高的过程中享受到了大健康消费需求增长的红利；另一方面，随着老龄化程度的不断加深，公司开展医用配方食品的研发和生产，为公司在老龄化时

第五章

传统中医药企业的大健康转型

　　自改革开放以来，一方面我国经济有了突飞猛进的发展，人民的消费水平和人均可支配收入在持续增长；另一方面，我国人口老龄化日趋严重，城市化进程发展迅速，国民对民生、健康、医药方面的关注度越来越高，我国政府在此领域的投入也越来越大。近年来，我国正从医药需求大国、医药制造大国，日益发展成为医药强国。

　　在此发展进程中，大健康特别是预防性的大健康保健成为医药行业的新热点，而且"治未病"的治疗理念日益深入人心，这对于医药产业来说，是新一轮的发展机遇。传统的医药行业企业处于医药行业的上游，进军大健康主要是为了发展和扩张。相对于传统的医药产业来说，投资日化用品、饮料、食品、药妆等快速消费品行业，见效快，门槛低，利润空间大，因此这成为传统的医药行业应对多元化发展和突破自身发展瓶颈所做出的最合适的战略选择。

　　在当前绿色大健康快速发展的背景下，许多大型的医药企业如康美药业、天士力积极防守，从传统的医药行业企业转型为大健康公司，并打造属于自己的产业生态链，成为医药与健康并举并提供保健品和服务的综合性大健康医药企业。面对绿色大健康产业蓬勃发展的新机遇，以康美药业、天士力、一心堂为代表的传统医药产业的领军企业，并未满足于现有地位，而是在扩大各自的产业版图，纷纷提出自己的"大健康"产业规划，就目前传统的医药产业领军企业看，基本上形成了各自的大健康产业链模式。

一、传统中医药企业向大健康转型的路径探索

（一）传统中医药企业面临的发展新机遇

1. 人口老龄化带来的市场增量

中国老龄化越来越严重，老年人口也越来越多。在国家层面上，中国是世界上唯一老年人口超过两亿人的国家。据统计，2015年60岁及以上人口达到2.22亿人，占总人口的16.15%。预计到2020年，老年人口达到2.48亿人，老龄化水平达到17.17%，其中80岁以上老年人口将达到3,067万人。如图5-1所示。

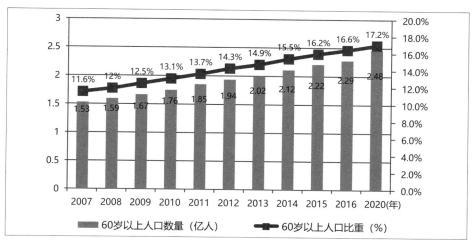

图5-1　2007—2020年我国60岁以上人口增长量[1]

[1] 《日本"深夜食堂"消亡是老龄化社会的一曲挽歌》，央广网，http://finance.cnr.cn/gundong/20170301/t20170301_523628960.shtml。

老年人口的增加导致了慢性病发病率持续增高，如心血管疾病、呼吸道疾病等。老年人口数量的增长，将进一步拉动市场对医药产品的刚性需要，也促进老年人的保健性药品需求的增长。

2. 居民生活水平的提高，促进保健性医疗需要的增长

随着我国居民生活水平的提高，人们越来越关注身体保健的需要，从而促进保健性医疗需要的增长。2015年中国国内药品市场销售总额达到13,775亿元（人民币），比2014年同期增长7.60%，主要是通过各级医院进行销售，其次则是通过实体零售药店销售。同时，在2015年，我国居民人均用于医疗保健的支出达到1,100元，其中农村居民和城镇居民支出分别以约20%和10%的速度在增长。

3. 大健康概念深入人心，促进中医药市场急速扩容

在面对"非典"、甲型H1N1流感等传染性疾病时，中医中药的疗效比西医医药更加显著。越来越多的人信赖中医药的疗效，使得中医药被越来越多的人接受。奥运会、世博会、亚运会等各级赛事与盛会的举办，也使人们大健康意识空前增强。目前，全民运动、养生、"治未病"等理念深入人心，进一步带来中医药市场的快速扩容。

4. 外资企业高度关注医药市场，促使中医药企业积极应对

一方面，赛诺菲、拜耳等外资企业用兼并重组的方式抢占中国OTC市场，并将其销售网络渗透至中国的乡村地区，促使中国医药企业不得不采取相应的措施进行积极应对，如不能有效应对外资企业的挑战，将坐失发展良机。另一方面，强生、惠氏等国际航母型医药企业将产品辐射到大健康产业，并树立和大力宣传自身的品牌，抢夺中国的市场。OTC和大健康产品一直以来是典型的品牌消费型产品，一般的消费者难于识别医药保健品的优劣，品牌则成为其购买的主要判断依据。对于中国的中医药企业，特别是对涉足于OTC和大健康产品的企业来说，就需要考虑如何树立让消费者信服的品牌，

获得消费者的信任感。

5. 破除"以药养医"政策的出台，促进医药零售市场快速增长

为了促进医药市场的良性发展，消除看病贵、看病难、"以药养医"的弊端，国务院出台了一系列政策。此类政策大力促进医药零售市场的快速增长，比如实施鼓励医生多点执业，引导处方药外流等措施与政策。其中，引导处方药外流的收益则体现在零售药店处方药销量的增长上。据统计，2015年，国内零售药店处方药销量共939亿元（人民币），比上年同期增长14.93%。医药零售市场规模的扩大，促使国内零售药店在各方面，比如商业模式、支付方式等管理模式上进行积极的改革，进一步促进处方药零售市场的良性发展。

（二）国内医药行业发展概况

进入21世纪，我国已成为世界最大的医药市场，其工业总产值也在逐年增长。根据南方医药经济研究所统计，在"十一五"期间，中药处方药、非处方药OTC、中药、保健品、西药处方药、非处方药、医疗器械等七大类医药工业总产值复合增长率达到23.31%。[1]受多重因素的影响，近年来医药工业总产值增长有所放缓，但也有较大的提升。2015年总产值增速同比增长15%，销售收入和利润总额分别增长13%和11%。医疗改革的推进、经济的持续发展、人口老龄化的加速、城镇化进度的加大等因素的驱动，将为我国的医药市场提供新的发展机遇与发展空间，促进我国医药行业保持可持续的一定增速的发展。

1. 人口老龄化加剧及处方药外流等促进药品流通市场的发展

随着人口老年化的加剧及居民对健康的关注，居民人均用于医药

---

[1] 国家食品药品监督管理总局南方医药经济研究所：《2014年中国医药市场发展蓝皮书》，2014-06-24。

行业的支出增加。艾瑞网统计数据显示，中国医药流通行业 2014 年销售总额达到 15,021 亿元（人民币），较 2013 年的 13,036 亿元（人民币）增长 15 个百分点，2015 年上半年销售总额为 8,410 亿元（人民币），比上年同期增长 12.4%，增幅回落 1.7 个百分点。如图 5-2 所示。[1] 中国医药流通行业整体保持持续增长，随着破除"以药养医"、引导处方药外流等政策的渐次推出与落实，医药零售市场将向利好方向发展。

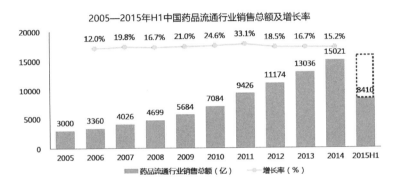

图 5-2　2005—2015 年我国药品流通行业销售总额及增长率（数据来自艾瑞网）

2. 国内药店处于"地方割据"状态，连锁率低，竞争激烈

当前，我国药店分布广、分布密度高，但连锁率比较低，各药店之间竞争激烈。各地区大型医药企业和药店都处于"地方割据"状态，希望通过扩大外延布局提高自身的竞争力。

3. 新型药店商业经营模式为医药行业的发展带来机遇与挑战

互联网的普及、物流行业的快速发展及医院采购缩紧，处方药外流等政策的变化，促使 DTP（Direct to Patient，即制药企业将其产品直接授权给药房做经销代理）药店模式、O2O（Online To

---

[1] 艾尚咨询：《2015 年中国医药电商市场发展研究报告》，2015-10-28。

Offline）药店模式等新型医药药店经营模式的产生。DTP 药店模式有助于直接沟通消费者与厂家，实现信息的高效传递，还能节约经营成本，提高药店的盈利能力，并且通过厂家专业化的指导，提高患者的满意度，提高患者对商家的客户黏度。O2O 模式则是零售药店通过互联网的优势实现线上销售，线下则是利用自身的品牌效应和物流网络提高自身的盈利能力。但药店的 O2O 模式目前还存在着一定的局限性，需要进行产品线的改革或者营销方式的改革为其提供良好的发展机遇。

4. 为患者提供健康服务是增强药店竞争力的最佳方案

目前，药店经营同质化现象比较严重，竞争力不强。为患者提供健康服务、用药及合理的生活方式指导，参与患者健康康复的整体过程，为慢性病、长周期的慢性病患者提供合理的药品治疗方案，实现双方共赢，是增强药店竞争力的最佳方案。

5. 美国成熟的医药零售市场为中国提供启示

中美两国在医疗结构上存在很大的差异，连锁化程度和药店的规模也存在很大的不同，单纯的照搬不一定完全适合中国药品零售业。但是，美国医药中的 PBM（医药福利管理）模式、丰富的产品结构、专业化的门诊服务及多元化的医药电商模式可以为中国零售市场提供有效的经验，具有一定的借鉴作用。

（三）传统医药企业大健康转型升级的路径

1. 处方外流、医药分离带动零售药店行业成长

根据中康 CMH 数据，2015 年，中国药品零售市场总规模达 3,093 亿元（人民币），较 2014 年增长 9.80%，其中药品类（不含药材类）销售达 2,260 亿元（人民币），同比增长 11.60%。2014 年中国药品零售市场中药品销售占比 78.31%，同比增长 9.15%；非

药品销售占 21.69%，同比增长 11.08%。非药品增长持续快于药品。非药品品类的增长主要由家用器械和食品两个细分类别带动，婴幼儿配方奶粉和相关类别导入药店销售对食品在药店的高速增长有积极的作用。[1]

2. 连锁型药店加入上市的热潮，期望能快速占领市场

已经上市的连锁药店如一心堂、益丰等，在其核心区域外的其他地区建立了门店并加速进行合并扩张。从最近的变化看，他们已经放慢了合并和收购的步伐，并逐渐转变为自建门店的发展模式。原因在于，相对于自建门店而言，虽然收购发展相对较快，但收购质量的稳定性不足以及收购后的不确定性也更大。大森林连锁、漱玉平民、众友康连锁、燕喜堂连锁等连锁药店纷纷通过开店、并购、上市等方式进行跑马圈地、快速占领市场。当然，如表 5-1 所示，在扩张的同时，不可避免也存在一些缺点。

表 5-1　医药行业扩张模式及优缺点

扩张模式	扩张主体	优　点	缺　点
并购模式	大型连锁或上市公司	控制力强，易于融合	对于资金要求高
联采模式	单体药店	形成规模，增强议价能力	结合松散，合程度低
股份制合作模式	区域性连锁药店	强弱结合，形成区域龙头	不保留原公司独立运营权

3. 具有资源优势的医药企业拓展新的大健康销售模式

在扩大销售模式的同时，一些具有自身优势的制药企业正在尝试

---

[1] 中康资讯：《2015—2016 中国药品零售产业研究报告》，2016-08-22。

新的销售模式。这种新模式包括第三终端、重点客户、大健康事业部等。每个销售模式都是一种成功的模式。有资源优势的制药公司需要研究成功案例，充分利用自身优势，借鉴新模式的有益经验，在当前瞬息万变的严峻医药市场中尽快获得新的生存与发展机遇。例如，云南白药在最近 10 年的时间里，积极推进实施大健康战略，使企业重新焕发勃勃生机，大健康事业部的快速增长使其成为行业标杆。

4.优化网络＋运营模式，带动医药行业横向扩张

医药企业可以优化销售网络＋运营模式，带动医药行业横向扩展。一方面，在区域内形成品牌效应；另一方面，医药企业积极扩大销售网络。为了适应医药行业的发展，积极寻求金融支持，布局专业医疗服务，比如开展慢性病管理、个性化诊断和治疗，促进中药国医馆的建设。

二、 医药行业的新型商业模式

目前，医药行业迎来了兼并扩张的热潮，同时医药行业的政策也为医药零售业带来了新的发展机会。处方的获准外流激活了处方药市场的进一步开放，为零售业药店商业模式带来颠覆性的变化。零售业药店需通过内部优化升级、发展新型的经营模式，才能抓住市场机会，迅速占据有利位置，占领市场。国内医药零售经营模式改革中，比较有代表性的模式有 DTP 和 O2O。可以通过对比此两种新兴经营模式来预测医药行业未来商业模式的变革。

（一）DTP 药店——沟通厂商与患者的专业渠道

所谓 DTP（Direct to Patient）模式主要是指制药企业或药店不通过任何代理商，直接向患者进行销售的模式。这种模式绕过了支

付方和服务方，让患者直接通过网站或药店购买获取药品。DTP 模式从形式上来说是一种直销模式，即从药品厂商到患者的直销，本质则是一个厂家与消费者之间一对一的个性化服务平台。如图 5-3 所示。目前，DTP 药店致力于开发有一定特效的高端药品。

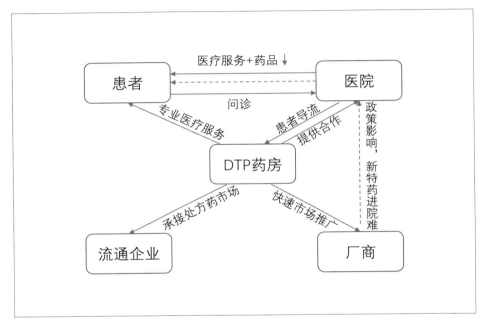

图 5-3　DTP 药店模式

一方面，自 21 世纪初进入中国，DTP 模式在中国的药店并未得到长足发展，究其原因，主要是医药行业对处方药的严格控制，医院方面对处方控制严格，限制其外流。医院的经营模式也主要是以药养医的盈利模式。另一方面，DTP 药店主要经营高端药品，药价昂贵，不够平民化，导致药品采用频率较低。中国医药改革的持续深入，改革力度的不断加大，给 DTP 药店模式带来了良好的发展机遇。

DTP 模式依托于实体药房，销售相关处方药并提供专业化的医疗服务。药店选择 DTP 模式经营的前提条件则是医院处方的外流，且药店经营者提供的服务是专业的，可以被消费者所信任，其核心的竞争力在于对患者一对一的个性化服务。

当前 DTP 药房销售药品并不适用于常规性药品，其药品治疗领域集中于疑难杂症的特效药和一些慢性病药，其中抗肿瘤药占比高达 20%，生物制品比例高。专科领域用药，特别是费用较高的新特药难以进入医院，需要重视发展药店渠道。针对慢性病用药患者，药店从用药前健康管理、处方审核、用药指导到用药后提醒服用、定时随访、补药服务等多方面对患者的健康进行管理，提高慢性病患者治疗依赖性。新特药多为自费产品，用药费用较高，利润空间大，带给 DTP 零售药店可发挥的运营空间。

DTP 药房直接从厂商采购，两者建立稳定的合作关系。厂商销售团队进行医院内推广，并推动院内处方外流，将患者导流到 DTP 药房。DTP 药房获得来自厂商的第一手产品资料和患者信息，药房向患者提供个性化专业服务，并将药品用量情况、患者用药情况及效果及时反馈给药厂，大大缩短了厂商到患者的距离，提高信息沟通效率。

（二）B2C ＋ O2O 药店模式——线上线下联动药店模式

互联网技术的发展，势必带来人们消费模式的变化，O2O（Online To Offline）模式也成为线下一些有实力的零售业企业的选择。电子商务对传统市场的冲击也影响着医药行业。目前，医药供应链上的各节点企业包括上游的制药厂，中游的流通型企业如各级药品的代理商、经销商、批发商及下游的各个规模的药店纷纷开始布局医药电商的模式，如医药网、老百姓大药房、健康网等。但互联网的经营模式是否能有效复制到药品行业、如何复制，是目前有待研究和商榷的课题。

医药电商的运营与推广主要受制于两大问题：

1. 消费痛点不明确

医药线上销售不同于一般快消品，医药产品储存特性不明显。一般消费者会在身体出现不适后选择对症买药，需求较为急迫。目前国内药店分布密度较高，消费者可以在短时间内到达药店，然而目前国内专业O2O药品配送商也仅能承诺30分钟内送达。

2. 医药消费频率低

消费者购买药品并非像网上点餐一样频率高，也不像网上购买快消品及服饰类，存在冲动消费的行为。而药店上马O2O要考虑新系统开发、库存订单分配和门店对接，还须建立专业配送团队，整体运营成本较高，在消费者习惯没有被大规模改变的今天，难以实现盈利。

零售药店最重要的资源来自线下，将线下的稳定客户转移至线上，并引导其产生消费是运营医药电商平台的关键突破点。药店可以通过营销折扣活动将会员向线上平台引流。通过线下实体店的体验，增加用户对于线上健康管理的需求。

（三）特色国医馆——引领中医风尚

"坐堂医"是药房传统经营模式，如今，许多药房开设国医馆，增强专业性服务，如广誉远国医馆和同仁堂国医馆等。中成药及中药材销量在医药零售市场中占比约40%。如图5-4所示。中医药是我国的国民经济支柱之一，也是我国国民对于健康服务多样化的需求的一种体现。目前，我国中医药产业迎来了发展的好机遇，一方面是国民的刚需，另一方面则是政府政策的指引。国医馆的发展则可以搭此次便车，提高自己的品牌知名度，并摆脱医药零售企业发展中存在的同质化竞争的困扰。

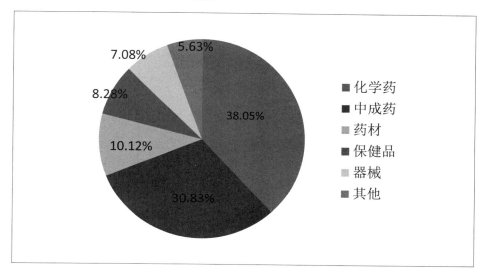

图5-4　中医药在医药零售市场占有重要比例[1]

2001年"坐堂医"因行医资格及不规范处方等弊病被禁止。从2008年开始，国家中医药管理局为了方便居民就医，开始恢复中医在药店坐堂行医，同时也出台了相应的管理规范，以促进其良好的发展。近年来，政府陆续出台政策鼓励民营资本开办医疗机构，鼓励医师多点执业等，也为国医馆的发展提供了推动力。

目前，国医馆在全国遍地开花，包括四川德仁堂、深圳和顺堂、广西柳州百草堂等。要在药店同质化竞争背景下开拓中医药服务蓝海市场，药店需要对中医馆进行明确的定位规划。选址需要配合医院定位规划，面向稳定的居民社区，且以慢性病管理为重。新型社区以及高端商圈则着重满足生活方式的培养及保健需求。国医馆内布局须设置专门的问诊区及中药饮片区，通过煎药等服务优化顾客体验。

[1] 中投顾问产业与政策研究中心：《2017—2021年中国医药零售行业投资分析及前景预测报告》。

在国医馆中，最核心的竞争力不是药店的规模，而是有资质的中医师。目前，中医师多点执业在国医馆中是常见的现象。这些中医师大多数是当地医院的主任或者副主任医师，知名度较高。但是，药店管理者需要有战略眼光，建立专职医师团队才能实现对患者全病程追踪服务的目标。一方面，通过健康教育满足社区居民保健预防需求；另一方面，通过对患者用药情况追踪提供个性化诊疗方案，可以有效提高顾客黏性。

三、传统中医药企业大健康商业模式——对标企业分析

（一）打造中医药"治未病"产业链一体化运营模式
——康美药业（600518）

1. 公司商业模式及行业地位

公司主营业务是中药材和中药饮片，同时涵盖西药、保健食品、中药材市场经营、医疗服务等业务。通过实施中医药全产业链一体化运营模式，业务体系涵盖上游的道地中药材种植与资源整合；中游的中药材专业市场经营，中药材贸易，中药饮片、中成药制剂、保健食品、化学药品的生产与销售，现代医药物流系统；下游的集医疗机构资源、药房托管、OTC零售、连锁药店、直销、医药电商、移动医疗等于一体的全方位多层次营销网络。公司已是目前国内中医药产业中业务链条完整、医疗健康资源丰富、整合能力强的企业之一，中医药全产业链一体化运营模式和业务体系已经形成。如图5-5所示。公司2015年实现营业总收入180.67亿元（人民币），比2014年同期增长13.28%。

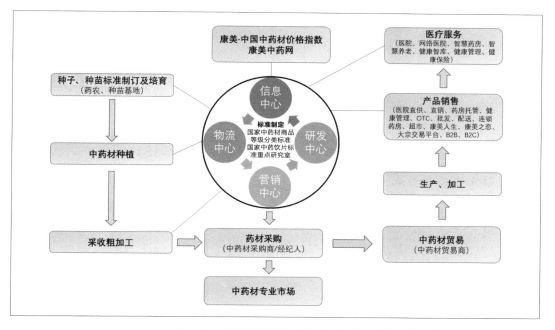

图 5-5 康美药业打造中药全产业链一体化运营模式

2."治未病"大健康转型升级路径分析

公司紧紧抓住"互联网＋"和"健康中国"两大战略契机，推动中医药全产业链升级，用互联网思维，布局"大健康＋大平台＋大数据＋大服务"体系。近年来，公司在成功打造中医药全产业链的基础上，通过把互联网布局全产业链，积极构建由网络医院、智慧药房、智慧养老、健康智库、健康管理、第三方支付和健康保险等组成的互联网大健康平台，全面打造"大健康＋大平台＋大数据＋大服务"体系的中医药全产业链精准服务型"互联网＋"发展模式。公司依托在道地中药材资源、中药材专业市场等领域所形成的资源优势，搭建了康美中药材大宗交易平台（康美 e 药谷）线上中药材大宗交易 B2B 电商平台。公司还率先推出全国首个"智慧药房"，进一步实现了传统医疗和"互联网＋"的深度融合，有效提升医疗资源的应用，提高大众的就医体验。智慧药房通过与合作医院直接对接，完全实现医院处方流转、医保付费。公司现已与广州、深圳、北京、上海、成都等地的 70 多家医院达成协议，逐步建立起城市中央药房，其中 50 多家医院系统对接完成投入运行。

（二）将高新技术融入中药制药的典范——天士力（600535）

1. 商业模式及行业地位

公司是以制药业为核心，包括现代中药、化学药、生物制药，涵盖科研、种植、提取、制剂、营销的高科技企业集团。公司作为中药现代化、国际化的标志性企业，坚持走高新技术产业化的发展道路，不断增强核心竞争力，经过多年发展，已形成了由心脑血管系统用药、抗肿瘤与免疫系统用药、胃肠肝胆系统用药、抗病毒与感冒用药构成的产品体系，现代中药——复方丹参滴丸、养血清脑颗粒，化学药——替莫唑胺胶囊（蒂清）、水飞蓟宾胶囊（水林佳）等已成为细分市场的领先品种。从营业总收入、净利润、市值三个维度比较，天士力在我国医药制造行业上市公司中排名第六位。

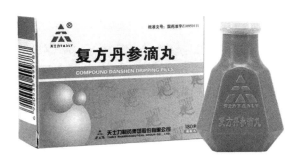

图 5-6　天士力主打中成药——复方丹参滴丸

公司的拳头产品复方丹参滴丸是我国心脑血管领域的龙头产品，

也是目前国内医药销售规模最大的单品（如图 5-6 ）。经过多年的拓展，该产品已进入稳定期，连续几年的含税销售额均保持在 10 亿元（人民币）左右。2010 年复方丹参滴丸的销售收入约 13.5 亿元（人民币），占服剂型中成药 8% 的市场份额，为公司贡献利润超过60% 。

2. 大健康升级与竞争力分析

公司成为国家工业和信息化部发布的全国首批 200 家通过 "两化融合"（信息化和工业化融合）管理体系评定的企业之一，是全国 8 家通过该认定的制药企业中唯一一家以数字化创新生产制造通过评定的企业。公司坚持现代中药产业链发展模式和国际化发展方向，坚持 "一个核心带两翼"，进一步提高生产能力，扩大销售规模，进一步提升整体技术水平和工艺设备先进程度。公司作为一家从事中成药、化学药、生物药研发、生产和销售的公司，拥有独立完整的采购、生产和销售体系，公司根据自身情况、市场动态，独立自主组织生产经营活动。公司主打产品复方丹参滴丸系公司独家产品，多年来凭借良好的疗效、创新的剂型和稳定的消费群体在市场占有率和单产品产销规模方面稳居同行业前列。医药商业收入在公司销售收入中占重要比例，公司全资子公司天津天士力医药营销有限公司控股 24 家医药商业流通企业，分布于天津、北京、湖南、广东、陕西、辽宁、山东等七个省市。

（三）积极布局大健康业务的医药零售连锁企业——一心堂（002727）

1. 商业模式及行业地位

公司的主营业务为医药零售连锁和医药批发业务，其中医药零售连锁是公司的核心业务。公司主要包括中药、西药及医疗器械等产品的经营销售，主要收入来源为直营连锁门店医药销售收入。公司从事医药零售和批发，隶属于医药流通行业。医药流通是指医药产业中连接上游医药生产厂家和下游经销商或零售终端客户的一项经营活动，主要是从上游厂家采购货物，然后批发给下游经销商，或直接出售给医院、药店等零售终端客户的药品流通过程。自 2007 年起，公司销售额及直营门店数连续八年进入中国连锁药店排行榜十强，近年来行业内综合竞争力排名稳居前列，市场份额逐步扩大。目前，公司已经成为总资产超 40 亿元（人民币），年营业收入超 53 亿元（人民币），拥有 3,496 家直营连锁门店的大型医药零售连锁企业，是云南省销售额最大、网点最多的药品零售企业。

2．大健康业务布局

公司以募集资金投资项目实施为契机，完善云南、重庆、山西、海南、贵州等省市的零售门店布局，尽快实现门店盈利，进一步提升区域市场规模效应。在自开门店同时，进一步参与行业资产整合，通过收购区域优质医药零售资产开拓市场、提高市场份额，进一步增强公司盈利能力。此外，积极搭建"互联网＋"商业模式，完善各门店"互联网＋"设备的升级改造，实现线上渠道和线下销售一体化，完成对多渠道、多销售模式的创新性营销平台的搭建，以进一步强化公司服务客户能力，扩大公司产品、业务市场占有率。稳步推进内生性增长，不断扩大市场占有率。公司进一步推进区域发展战略，进一步向乡镇拓展门店，完成全面布局，同时优化母婴、眼镜、药妆、个人护理、健康管理等业务，并依托一心堂网上商城的建设，完成核心区域的线上线下一体化布局。公司外延式并购凸显，实现主营业务收入较快增长。

（四）专注植物制药的领先企业——康恩贝（600572）

1.商业模式及行业地位

公司专注医药主业，主要从事药品研发与制造、批发业务，已形成以现代植物药为核心，特色化学药为重要支持的产品结构。公司经过多年的发展，已成为国内医药行业知名度高并在现代植物药领域居领先地位的企业。公司在心脑血管、消化系统、抗感染、呼吸系统、泌尿系统等中国药品市场最具用药规模和成长力的治疗领域，形成了较为完善的产品布局。公司的重点产品如丹参川芎嗪注射液、天保宁银杏叶制剂等心脑血管类产品，金奥康奥美拉唑肠溶胶囊、肠炎宁系列等消化道系统产品，前列康等泌尿系统产品在各自的细分领域中，市场占有率位居行业前列。其重点产品如图5-7所示。

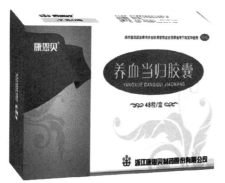
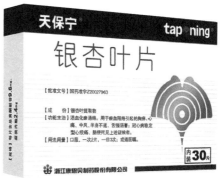
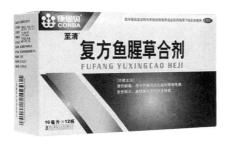
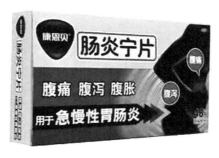

图 5-7　康恩贝系列植物药

2. 大健康业务拓展与竞争力分析

公司业务经营分为医药工业与医药商业批发两大模式。公司的医药商业批发业务主要由下属子公司浙江珍诚医药在线股份公司负责。珍诚医药是国内首批B2B医药电商之一，凭借先进的电子商务平台和医药物流配送体系，一方面通过对接上游医药工业企业，丰富产品品种线，另一方面连接下游的商业、零售、医疗等各类客户，构建线上线下相结合的"互联网＋"医药销售经营模式。

公司按照"拥抱互联网，整合谋发展"的工作主题，坚持内生加外延双轮驱动发展，加快公司业务和管理信息化系统建设，围绕未来构建"互联网＋"医药的产业体系积极布局，不断推进内部生产、营销体系与资源的整合优化，同时抓住时机实施战略性并购，在及时完成2014年增发项目后又择机推出新的增发项目，公司继续保持稳健发展态势。

（五）医药与保健产品协同发展——健康元（600380）

1. 商业模式及行业地位

公司主要从事医药产品及保健品研发、生产及销售，业务范围涵盖保健品、原料药（含中间体）和制剂、处方药与非处方药、中成药与化学制剂、检测试剂等多重领域。保健品为公司的发家产品，太太、静心、鹰牌等知名品牌已深入人心，太太口服液、静心口服液等已成为广大女性呵护身心，健康生活的必需品（如图5-8）。原料药（中间体）有抗生素系列及其中间体7-ACA（酶法）、4AA、F9等；处方药包含消化道用药、心脑血管用药、抗感染用药、抗肿瘤药、神经脑血管用药、泌尿系统用药等；非处方药有胃肠道药品丽珠得乐、丽珠肠乐，口腔溃疡用药有意可贴，感冒类药品有抗病毒口服颗粒。公司经过多年的发展，已经成为涉足保健品、处方药制剂、原料药、OTC 等多个领域的综合性制药企业，产业链完整，生产的中西药制剂、诊断试剂产品销量长期稳占全国药品制剂市场前列，其中消化道用药、辅助抗肿瘤用药和抗感染用药为三大优势品种，生殖用药（促性激素）近年也成为主要的利润来源之一。2015 年度健康元位居中国民营企业制造业 500 强第 354 位。

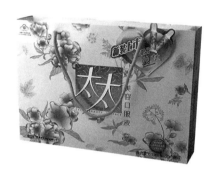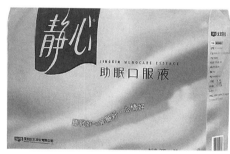

图 5-8　健康元太太系列口服液

2. 大健康业务拓展与竞争力分析

2015 年，公司重点产品参芪扶正注射液增长超预期，实现销售收入 15.37 亿元（人民币），较上年增长 17.20%。辅助生殖领域重点品种尿促卵泡素、醋酸亮丙瑞林微球，消化道领域艾普拉唑肠溶片，精神神经领域鼠神经生长因子等也保持了高速增长。除传统的销售模式外，公司还积极推进以互联网为平台的新型营销模式。2015 年，以微商等互联网营销方式为主要销售模式的思埠健康元为公司带来约 2,797.76 万元（人民币）的投资收益，成为保健品板块盈利的一个新的增长点。在"互联网＋"大潮下，医药行业的营销模式变革趋势更加明显。公司围绕"加快企业转型升级，调整优化产业结构，强化企业内控管理，在稳健发展中实现创新"的战略方针，深化营销体系改革，稳步推进研发创新，持续加强及完善内控管理，加强外部优质资源整合并积极布局"互联网＋大健康"业务新板块，以保障公司持续健康发展。

（六）塑造大健康品牌的绍兴"药王"——浙江震元（000705）

1. 商业模式及行业地位

公司主要生产经营中成药、中药材、中药饮片、化学药制剂、化学原料药、抗生素、生化药品、麻醉药品、精神药品、医疗器械、化学试剂等。公司业务主要分为医药商业、医药工业两部分。公司医药商业销售网络完善，业态涵盖招标配送、商业分销、社区基层、OTC、医药物流、医药电商、医院增值服务、健康服务业。子公司浙江震元医药连锁有限公司，是以百年老店"震元堂"（如图5-9）为龙头组建的全国百强医药连锁企业，实施"名店、名医、名药"特色经营模式，拥有70多家零售连锁门店，震元堂等多家门店位列中国药店100强榜。公司坚持"修药明理、奋发有为"的企业精神，着力树立企业品牌，着重做好品牌的经营和维护，树立了良好的品牌形象。震元制药经过数十年的经营发展，主要产品系列已在全国范围内形成品牌优势。

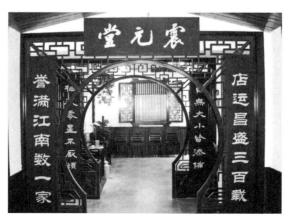

图5-9　浙江震元堂名医馆

2. 核心竞争力与大健康投资举措

震元堂创建于清乾隆十七年（1752年），是商务部认定的首批中华老字号。自始创至今，秉承"货真价实，真不二价"的经营宗旨，以质量为取胜之道，以诚信为立足之本，被民间冠以"金字招牌"的称号。公司一直致力于老字号的传承与品牌创新，开展震元商标的国际保护，深入挖掘震元堂中医药文化内涵，通过"名店、名医、名药"特色经营模式，开展震元参茸膏方节、见证震元品质等活动，开设"震元堂"微信公众号等，不断丰富老字号品牌内涵，做好品牌的传承与创新。公司业务横跨医药工业和商业流通两大领域。医药工业板块，近年来经过持续不断的学术推广活动，在全国范围内已全面铺开营销网络，并与主要大中型医院建立良好的关系。医药商业板块，作为区域龙头企业，已经建立了完善的销售网络。积极推进电子商务业务，取得B2C的资质，在京东、淘宝、天猫等开设了旗舰店。推进微信平台的建设，"震元堂""震元解酒护肝平台"等微信公众服务号纷纷上线。

（七）扎根服务基层的连锁药店——华通医药（002758）

1. 商业模式及行业地位

公司所处的行业为药品流通行业，公司自设立以来一直以药品批发、连锁零售为主营业务。其中，连锁零售业务由全资子公司浙江华通医药连锁有限公司负责。公司拥有自己的医药物流基地，主要为自身的批发、零售业务提供配套物流服务，并对外部客户提供第三方药品物流业务，具体由全资子公司浙江华药物流有限公司负责。另外，全资子公司绍兴县华通会展有限公司具有医药会展服务商资格，通过定期举办的医药会展活动开拓医药批发业务。全资子公司浙江景岳堂药业有限公司生产加工中药饮片，同时全力投资中药颗粒化工艺，打造中药配方颗粒智能药房，如图5-10，2016年实现配方颗粒销售1,060万元（人民币）。公司是浙江省商贸流通业诚信示范企业，浙江省医药商业十强企业，公司的批发和零售的主营业务收入在商务部的统计排名中均进入全国百强之列。

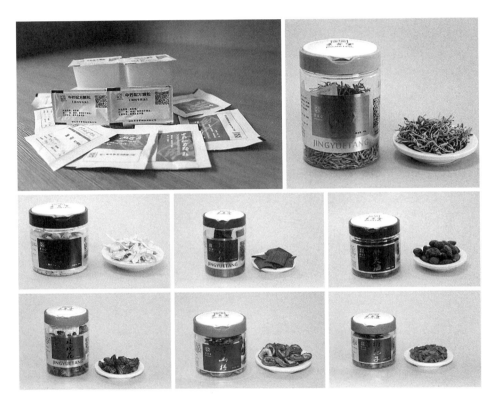

图5-10　华通医药全资子公司——景岳堂生产的中药饮片和中药配方颗粒

2. 大健康转型举措与投资潜力分析

公司通过扎根基层，服务"三农"获得差异化竞争优势。随着我国新型农村合作医疗、农村医疗保险制度的推进，农村市场已经成为医药流通企业开拓的重点区域。公司由于供销社下属企业的历史渊源，一直牢牢扎根于农村基层，具有服务"三农"的鲜明特色。

公司大部分的零售门店都在农村乡镇，这样的网络布局，既取得了在农村市场的先入优势，避免与竞争对手的正面竞争，又在一定程度上解决了当地农民"买药难、买药贵"的问题，使公司形成了独特的差异化竞争优势。国家对农村医药流通及对供销社社有企业的支持政策都会对公司的长期发展构成有力的政策支撑。公司所属的药品流通行业处于成熟和充分竞争的发展阶段，药品流通企业数量众多，市场竞争十分激烈。在中国经济进入"新常态"的大背景下，药品流通行业高速增长的趋势逐渐回落，但在政府对医药卫生投入加大、全民医保、人口老龄化、慢性病发病率上升、人均用药水平提高，以及人民群众日益提升的健康需求等因素的推动下，药品流通市场规模仍将保持长期稳步增长的局面。

四、小结

"治未病"是深入人心的概念，一些大健康产品（主要用于预防、医疗和保健）越来越受欢迎。在大健康领域，消费者对药物的需求不再局限于医疗的狭隘范围，而是属于预防和保健等健康概念的范畴。中国目前的疾病谱发生了变化，慢性非传染性疾病，如癌症、心血管疾病和糖尿病，其患者人数已经占中国疾病人口的80%以上，成为主要的健康威胁。从目前全球卫生产业发展来看，消费1元（人民币）的健康预防性消费将节省3元（人民币）的治疗消费，预防性消费的比重将越来越高。各种具有保健功能的保健品和服务业正面临着加快发展的机遇。

近年来，医药制造业的生产成本增加，同时医药产业集中度提高。医药企业之间的竞争日趋激烈。新的医疗改革政策的逐步完善，政府对药品生产和价格的提高，使得传统的制药公司在发展中遇到严重的困难。是创新还是扩大产品线，企业必须重新考虑和定位。同时，只通过研发一种药物，企业也难以实现更大的业务发展。面对消费者对大健康产品日益增长的需求，新的利润增长点已成为许多医疗企业进入大健康领域的最大动力。以康美药业、天士力、一心堂为代表的传统医药产业领军企业，并未满足于现有地位，纷纷提出各自的大健康产业规划，积极布局扩大产业版图。从目前传统的医药产业领军企业看，基本上形成了大健康模式的产业链。

第六章

医疗器械企业的便携化、数据化、智能化产业升级

　　我国是一个有 13 亿人口的超级大国，对医疗器械的需求量巨大。我国是世界上最大的医疗器械市场，也是世界上最大的高级医疗设备市场之一。2010 年，中国的医疗器械市场销售额达到 1,000 亿元人民币，成为世界四大医疗器械市场。在高级医疗设备市场中，80% 的高端医疗器械被外资企业垄断。国内原创医疗器械仅占总量的 10%，并且其中大部分是低值易耗品。另外，跨国企业在中国医疗设备市场上的占有率遥遥领先。据调查，用户在选择医疗设备时，80% 以上的用户会选择全球性跨国企业。预计跨国企业的主导地位不会在短时间内改变。

　　近年来，经济跳跃性增长，人民生活水平大大提高，人口老龄化对保健需求不断提高，家用医疗器械的需求也在快速增长，未来医疗器械产品将更加智能化、便携化。这种智能化的新产品是我国医疗器械企业发展的大好机会。个人健康监测的需求日益旺盛，医疗行业的未来方向如慢性病医疗、监护设备等相关领域也被人们看好。另外，轮椅、血压计、血糖仪等监控老人身体状况的家用医疗设备需求大。

在未来的 10 年，我国医疗器械企业应关注诊断、治疗、给药等医药细分领域。同时需要着手于智能化，推进医疗行业向便携化、数据化、智能化发展。移动互联、穿戴式设备技术、大数据等新兴技术也将有很大的发展，并将与传统医疗相结合，产生新的医疗商业模式，从而颠覆传统医疗技术。未来医疗投资领域的重点也将是智慧医疗，比如穿戴式设备技术、与慢性病管理相匹配的便携式设备等。医疗企业中的"大数据"的盈利模式正逐步成为新一轮的发展机会。慢性病设备管理模式中，"卖数据"已成为一种新的盈利模式为人们所接受。新的时期将会带来新的机遇，我国的医疗企业也将会迎来新的发展机遇。

一、医疗器械企业向大健康模式转型

（一）医疗器械企业的发展现状及面临机遇

目前，随着人们健康意识的增强，大健康产业越来越受投资者关注，得到了投资者的支持，成为我国最具有发展潜力的行业。大健康产业中的一个重要的分支产业——医疗器械也在逐年快速地增长，其年增长率为 25%，比其他行业增长都要快。医疗设备、医疗器械也将成为医药行业的朝阳产业，这势必成为创业投资者新一轮的关注点，成为投资者新的目标。随着人们生活水平的增强，人们医疗保健意识大大增强，在中国的人口老龄化和国家宏观政策的支持下，医疗器械行业的发展前景将更加广阔。

1.医疗器械将是未来的一个新兴行业

由于中国人口众多，对医疗领域关注力度大，因此中国的家庭医疗器械行业将是一个市场潜力非常巨大的领域。另外，作为最新兴的行业，家庭医疗器械行业和保健企业行业也将是今后我国家庭新的投资方向。今后，我国居民将会把医疗器械像普通的生活家电一样搬入每个家庭。出现这样的情况并不是不可能，其主要的原因有：

（1）我国居民的自我医疗意识在增强，需求比较强烈。在我国，相对来说医疗费用比较高，在医疗费用中医疗保险占的比重比较小，较大的一部分要由患者自身承担，特别是在广大的农村地区。

（2）小型医疗器械特别是预防性和治疗性的小型医疗器械越来越受到欢迎。随着生活水平的提高，人们越来越追求好的身体、好的精神状态。"治未病"的理念越来越被人接受。自我保健理念也受到了重视。

（3）工作及生活的压力迫使轻度的患者接受家庭的自我治疗。生活节奏的加快，工作压力的增强，使越来越多的人处于亚健康的状态，但又没有时间去医院进行系统的治疗，所以人们会选择在家中借助医疗设备进行自我疗养。这样，在治疗的同时，又不会影响人们的生活、工作和学习。

2. 医疗器械发展空间巨大

如今在国内，已经有很多家庭医疗产品在研发中。其利润空间非常之大，难以估计。在发达国家和地区如欧盟，医疗器械和药品在医药总产值中平分秋色，各占约一半的比例。但是在中国，医疗器械的发展空间远远不只如此，其占有9成的比重。近年来，随着人们不断提高自我保健意识，医疗器械市场增长速度更加快速。医疗器械的年销售增长率每年都在50％以上。但是在医疗器械发展的过程中，存在着另一个问题，即很少有一家真正的品牌家用医疗器械的专卖店。因此，创建一个好的医疗器械品牌专卖店，将是各医疗器械企业需要考虑的问题，所以医疗器械未来发展空间巨大。

3. 医疗器械已逐渐成为时尚礼品

健康已成为人们达成共识的首要问题。亲友之间送礼、子女孝敬长辈，首先考虑的也是健康用品。因此健康套餐、医疗器械成了最时尚、最畅销的礼物。哈慈五行针、周林频谱仪、祝强降压仪、利德治疗仪、氧立得、紫环颈椎治疗仪等，都没有每天高喊着"送礼、送礼、送礼"的口号，但我们进行消费者行为分析时，都会看到一个自然形成的、巨大的"礼品市场"的存在。

（二）家用医疗器械企业的大健康转型升级路径

我国医疗器械产品中，高端产品严重依赖国外进口，这既增大了成本，又不利于国内医疗工业发展。因此，随着大健康时代的到来，高端医疗器械快速替代进口产品的前景值得期待。医疗服务领域中，目前医疗资源紧张导致看病难的现象正日益严峻。在大健康战略下，医疗服务势必转型升级。在网络发展的推动下，在移动 App 的支持下，"互联网＋"医疗模式和移动医疗将成为未来医疗服务发展的方向。这既能降低看病成本，也能减少病人排队看病的时间。

1. 家庭医疗器械将向数字化、电子化发展

医疗器械已慢慢从专业性的器械转化为大众性的器械。医疗器械将分医院用医疗器械、家用医疗器械、家用医疗电器三个阶段进行转变，将与计算机一样成为一种普通的新型家用电器，进入千家万户。医疗器械将走与计算机同样的发展道路，以家用电器的方式进入寻常百姓家。在此过程中，将会创造出无数的百万富翁、千万富翁甚至亿万富翁。巴特尔研究中心预测未来 10 年的市场热门需求中，排在第一的将是家庭消费中负担得起的家庭医疗保健。该机构还预测未来 10 年，市场对简易家庭医疗设备的需求也将是巨大的。

美国《财富》杂志也做出相类似的预测：进入 21 世纪之后，家庭医疗器械将是未来 10 年发展中排名第一的产品。在中国，家用医疗器械将是一个更为巨大的市场。因为在中国，公费医疗（社会统

筹）覆盖率还比较低，特别是在广大农村，医疗费用大部分是自费负担。另外，相对于西方发达国家来说，我国的医疗水平还比较低，民众对自我医疗、自我保健的需求比较大。因此，医疗设备、医疗器械将变得与家中的计算机一样，成为一件新兴的家用电器。

2. 家庭医疗器械功能将向治疗性、保健性发展

由于市场需求方向的不同，西方家庭医疗器械的发展方向主要为检测类仪器。进入西方家庭的主要家庭医疗器械也是检测类仪器。而在中国家庭，人们的第一医疗需求是进行治疗，因此中国家庭医疗器械的主力市场将是治疗性的设备。所以，对于医疗器械类企业来说，未来的投资方向将是家用治疗性的器械。同时必须考虑到两个重要的因素即治疗效果和产品价格。主要的原因在于：首先，在我国，医疗器械类的产品是属于功效型的产品，效果是第一位的，而不是时尚。其次，需要考虑到的是，此类用品是大众性消费品，若价格过高，将有部分人放弃该产品，而愿意去收费高的医院进行治疗。

在另一方面，国内外民众的生活水平都在提高。人口老龄化问题是全球的趋势，同时妇女的地位在提高，妇女保健和美容需求也在进一步加大。因此，相应产生的高科技的家庭医疗器械、老年人保健器械、妇女美容保健器械的需求旺盛。所以，医疗器械企业需要在此类器械上进行研发、投资并加大销售力度。同时结合中国的中医特色，研制中医药保健类器械，这样不但能快速占领国内市场，同时也可以将产品推向欧美市场，走向全世界。

3. 家庭医疗器械可向按摩器具发展

在中国医学的传统项目中，一直有利用推拿、按摩进行保健和治疗的项目，也是国人一直比较能够接受的。近年来，各类按摩器材的推出也深受快节奏、高压力的中产阶级的欢迎。因此，国内的

各大商场超市随处可见按摩器材的销售，如按摩椅、按摩仪、按摩床等。

按摩器具在海外也很受欢迎。美国是按摩器材销量最大的国家，但它并不是按摩器材的生产制造国家，而是每年都从中国和日本等地进口。其他的国家也将中国作为按摩器材的进口国，因此，我国的按摩器材在国际上销量巨大。

4.家庭医疗器械需瞄准细分市场，开发具有竞争力的产品

家庭医疗器械企业在研发自身产品时，需找准目标，创建具有竞争力的产品。国内的家庭医疗器械企业大多数属于中小企业，实力不够强大。此类企业在生产产品时，主要是靠模仿，因此生产出来的产品同质化现象比较严重，市场竞争力不强，造成产品积压，经营不善。事实告诉我们：企业经营能否成功，关键是你是否具有其他企业不能模仿的核心竞争力。对于企业经营的产品来说，不在于多，而贵于精。因此开发拳头产品是目前医疗器械企业拓展市场，成为有影响力企业的一条有力途径。

二、医疗器械企业大健康商业模式——对标企业分析

（一）插上电商翅膀的医疗器械企业——鱼跃医疗（002223）

1.商业模式及行业地位

鱼跃医疗是一家以提供家用医疗器械、医用临床器械和互联网医疗服务为主要业务的公司，研发、制造和销售医疗器械产品是公司目前的核心业务。器械产品主要集中在呼吸供氧、康复护理、手术器械、高值耗材、中医诊疗器械、药用贴膏及高分子卫生辅料等领域。公司通过不断加大研发投入，优化产品结构，加强品牌建设，健全营销体系，推进精益化管理，加大人才储备，形成完整竞争链，

并深入推进对互联网医疗的探索，最终使公司成为极具综合竞争能力的平台型品牌运营商和医疗服务提供商，成为我国医疗器械行业最具代表性的领先企业之一。

2. 利用电商平台实现大健康转型

公司以家庭医疗、临床医疗、互联网医疗为业务发展方向，在家用医疗健康领域，聚焦呼吸系统、心血管、内分泌三大病种开拓产品市场；在临床医疗领域，提供医用高值耗材、手术器械、医用诊断等产品与解决方案；在互联网医疗领域，公司以专业的临床医学为基础，为患者提供远程慢病管理、远程医学诊断等云端医疗服务。公司加大电商渠道开拓力度，电商业绩同比翻番，销售规模占公司整体营收的近百分之二十，成为公司新的业绩增长点。

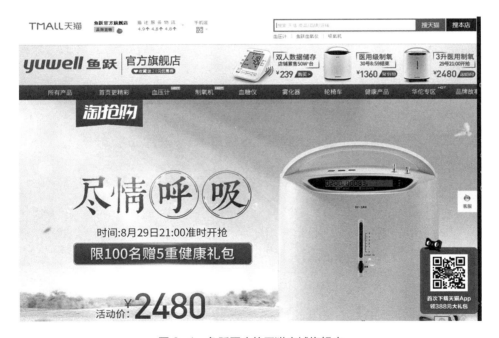

图6-1　鱼跃医疗的天猫商城旗舰店

公司以提供糖尿病管理服务为切入点，探索慢病管理的"医疗＋互联网"模式，产业链不断延伸。公司通过收购兼并，将产品延伸到医用手术器械、药用贴膏及高分子卫生辅料等新领域。公司推出弥散式制氧机、睡眠呼吸机、真空采血管、留置针等多种新品，产品品类不断丰富。在内生性成长和外延式扩张的双重驱动下，公司实现了较快业绩增长。近年来，公司产品品类不断丰富，产品结构不断优化，产业链条不断延伸，销售渠道不断拓宽，品牌溢价能力不断提升，公司综合竞争能力和抗风险能力显著提高，经过多年良性发展，公司已成为国内医疗器械行业领先企业。

（二）积极打造慢病精准管理生态圈的医疗器械企业——千山药机（300216）

1. 商业模式及行业地位

公司主要从事制药机械、医疗器械、包装机械、医药包材、医疗器械装备产品的研发、生产和销售。公司的制药机械、包装机械、医疗器械装备均采取定制化生产、直销模式销售。公司医药包材产品也采取直销模式销售。公司创新商业模式，致力于打造慢病精准管理与服务中心，将公司资源整合协同产业化，拓展健康产业新航线，大力推进健康产业发展新战略。项目实施主体湖南千山慢病健康管理有限公司已成立，专业技术团队已组建，公司将利用移动互联网技术整合基因检测、可穿戴智能设备、远程医疗，搭建集"基因检测＋远程医疗＋实时监测＋私人定制健康管理综合解决方案"为一体的有特色的慢病精准管理与服务平台。如图6-2所示。

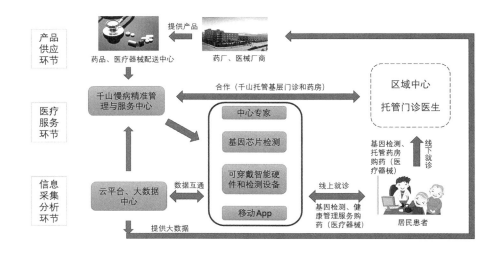

图6-2　千山慢病精准管理生态圈

2.大健康转型举措与竞争力分析

公司扩大在精准医疗领域的投资，进入可穿戴智能医疗设备领域。公司投资上海申友生物技术有限责任公司、湖南三谊医疗科技有限公司、美国 Glucovation Incorporated 公司，成立了长沙宏灏医学检验有限公司、湖南千海医疗科技研究院有限公司和湖南千山慢病健康管理有限公司。公司凭借便携式血压监测系统（即智能电子血压计）及持续性血糖监测仪开启了智能可穿戴医疗设备的布局。三谊医疗的血压计具有无线传送、远程控制功能，是具有医疗级许可证的智能电子血压计。上海申友开展对健康人群的基因检测服务，采取与第三方合作的模式，根据客户要求及市场推广需要，灵活设计组合不同检测产品，极大地提高了市场影响力。同时，上海申友完成了对美国 Fluidigm 公司技术平台的引进，初步建立了高通量 SNP 检测、高通量定量 PCR 基因表达，以及高通量多重PCR 测序平台。

（三）努力打造大健康全产业链生态型企业——乐普医疗（300003）

1. 商业模式及行业地位

2015年，公司提出了建立中国领先的包括医疗器械、医药、医疗服务和策略性业务四大业务板块的心血管全产业链生态型企业的战略目标。如图6-3。在公司已有基础上，经过2015年的快速发展，公司核心竞争力持续提升，初步形成心血管大健康生态。具体体现在以下方面：公司进一步做强做大心血管相关医疗器械，强力推进完全可降解支架、心脏双腔起搏器等核心新产品的自主研发，新产品依次上市，形成公司在心血管医疗器械领域的技术领先核心竞争力。完全可降解血管支架（NeoVas）是继金属药物洗脱支架后的全新一代产品，是心血管介入治疗领域的又一次革命。公司已完成随机对照试验支架植入，已达到随访周期的病患临床随访数据证明该支架具有优异的安全性和有效性，满足临床使用的要求，NeoVas已经进入临床后期阶段，有望成为国内第一个上市的国产完全可降解支架产品。国内起搏器市场几乎被国外进口产品垄断，公司核心产品双腔起搏器已进入国家药监局技术审批阶段，2016年取得产品临床注册证，成为国内唯一一款能够与国外竞争的国产双腔起搏器，该产品拥有优异的综合性价比，将大大提高国内患者的起搏器使用率，实现市场需求显著扩容，同时实现进口替代。这些自主研发的新产品将带来器械业务板块新的业绩增长点，实现公司跨越式成长。

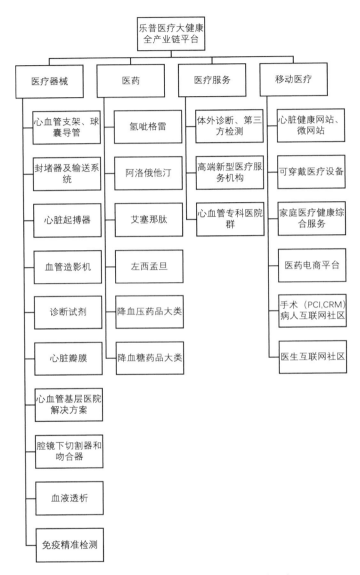

图6-3 乐普医疗构建大健康全产业链平台

2.大健康转型举措与竞争力分析

公司积极拓展移动医疗、金融等策略性业务，助力主业发展。

在移动医疗业务方面，通过心血管及家用智能医疗设备研发及并购，打造公司智能移动医疗设备能力。公司参股优加利，通过心电远程实时监护系统获取心血管病患大数据资源；自主成功研发上市全球首款联合手机使用的智能心脏标志物检测仪（Lenew 800）；自主成功研发上市智能手机血糖仪（Poctor 880）；公司参股源动创新，获得个人基础生理数据，其与心脏标志物、远程心电实时监测等关键专业数据的有机结合，为医生在线上线下对疾病准确诊断奠定数据基础。公司快速推出了同心管家、心衰管家等心血管相关的术后及慢病管理 App，打造互联网患者社区及互联网数据流量优势。未来公司将逐步建立直接联系终端患者的动态、实时大数据库，掌握和服务基层病患人群终端，及时发现心血管疾病的高危和潜在人群，提前进行医疗干预和疾病预防，为需要手术的患者提供医疗服务。建立了以医疗服务为特色的"护生堂"医药电商，构建公司线上线下销售体系。建立金融业务平台，能够强化公司对心血管领域医疗医药产业链上下游的影响力，拓宽公司的融资渠道，进一步降低公司运营成本，获取金融盈利，促进公司医疗医药主业的健康发展。公司各业务板块将发挥集成与协同效应，以病人和医生为核心，形成覆盖疾病检验与预防、治疗与康复的全程优势，形成药械与服务的协同集成优势，形成线上与线下一体的网络优势，形成金融助力实业快速发展的优势，逐步凸显公司在战略布局、产品技术、生产能力、品牌与客户效应等方面的综合核心竞争力。

（四）积极探索智慧医疗的创新者——理邦仪器（300206）

1. 商业模式及行业地位

公司主要从事医疗电子设备产品和体外诊断产品的研发、生产、销售、服务。产品主要涵盖妇幼保健产品及系统、多参数监护产品及系统、心电产品及系统、数字超声诊断系统、体外诊断五大领域，有

100 多种型号。公司坚持"创新性、平台型、国际化"的发展战略。以市场需求为导向，以研发创新为核心，通过前沿的科技，采用先进的技术开发出满足客户需要的产品。目前公司在生理信号检测、医用换能器、主控平台、血气电解质、微流控、磁敏免疫、便携彩超等方面掌握多项核心技术。积极进行渠道拓展，产品不仅覆盖了国内2,000 多个县市、480 余家三级以上综合医院，而且达成了全球 150 多个国家和地区的渠道建设，初步实现了公司全球化的战略目标，并已在国内外医院客户、经销商中树立了良好的品牌形象。截至 2015 年底，公司资产总额 145,255.77 万元（人民币），归属上市公司股东的所有者权益 118,595.44 万元（人民币），资产负债率 16.28%，经营活动产生的现金流量净额为 2,845.18 万元（人民币），公司资产质量良好，财务状况稳健。

2. 大健康转型举措与竞争力分析

2015 年，公司成立子公司深圳理邦智慧健康发展有限公司，将其作为理邦集团探索智慧医疗健康领域的业务发展平台，以开放型的组织方式和创新的商业模式，与广大优质的医疗信息化、健康管理企业深度融合，和技术创新者合作，基于理邦仪器在五大产品领域（心电、监护、妇幼健康、体外诊断、数字化超声）核心技术、渠道和品牌优势，进一步丰富公司在医疗健康市场上的解决方案和综合服务能力。理邦智慧健康主要业务分为三大板块：电子商务业务、理邦信息化业务及其拓展、大健康产品和智能终端解决方案业务。截至目前，电子商务已经拓展了 B2C、B2B 平台，交易额稳定增长。信息化业务方面，理邦智慧健康成立后，将原有心电信息化业务模式拓展为三种：院内心电网络的产品和服务、区域级心电网络的产品和服务、云（远程医院）心电网络的产品和服务。

（五）聚焦按摩器具，服务科技养生——荣泰健康（603579）

1. 商业模式及行业地位

荣泰健康是一家集研发、制造和营销为一体，专注于健康产业的按摩器具、科技养生解决方案供应商和品牌服务商，致力于帮助全球用户共享健康时尚生活方式，从而成为国际领先的时尚健康电器专业服务商。荣泰已经拥有发明、实用新型和外观设计专利达100多项。公司一直以按摩椅及按摩小电器为主要产品和收入来源，近年来，按摩椅的主导地位日益凸显，成为公司研发及销售的主要开拓方向。在其公司网站首页（如图6-4），主推即是按摩椅。公司按摩椅自推出以来，按时间顺序和技术先进程度，根据按摩椅背部按摩机芯行走轨迹，可以大致分为直形导轨（第一代）、S形导轨（第二代）和L形导轨（第三代）共三代产品。另一方面，按摩小电器产品是公司产品线的重要组成，根据各时期市场热点，公司先后推出便携式按摩器、腿足按摩器、按摩垫、塑身按摩器等多种按摩小电器产品。上述两类产品在销售模式、生产模式、采购模式上具有很高的共性。2017年1月，荣泰健康创始人林琪在上交所敲响了上市的钟声，上市当天荣泰健康市值达45亿元（人民币）。

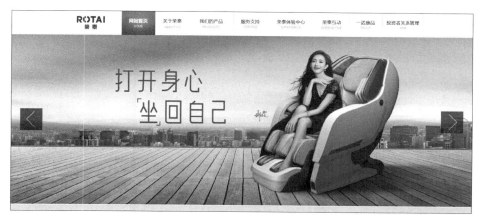

图6-4　荣泰健康网站首页

2. 大健康转型举措与竞争力分析

未来三年，荣泰的主要目标将放在进一步挖掘主要城市的市场机会，加快向三、四线城市下沉的步伐，继续加大境外市场开拓力度等方面。把握全球经济企稳回升的有利时机，一系列健康美容小电器等新产品将被推出。公司的产品研发和市场策略获得了阶段性成功，推出的新产品获得了良好的市场反馈，客户订单增长迅速，2012 年后公司营业收入取得了较大规模增长。由于在营业收入增长的同时企业综合毛利率在加速上升，而其间费用增幅却相对较小，加上净利润基数较低，在这几项因素的综合作用下，2012 年以后公司净利润实现比营业收入更加快速的增长，2012 年公司净利润为 705.99 万元（人民币），2013 年大幅增长 269.46% 至 2,608.31 万元（人民币），2014 年上半年公司实现净利润 2,562.25 万元（人民币），达到 2013 年全年的 98.23%。

三、小结

近年来，随着我国各项政策的出台，养老制度的完善，收入的增加，人们的健康意识发生着较大的转变。今后 10 年，疾病控制将逐步转向以预防为主，目标群体将从患病人员逐步转向健康人群。在此背景下，医疗保健器械普及率将逐步提高。智能化技术的发展并在医疗器械领域的使用，使得医疗器械设备的使用更加方便、更加智能。医疗器械的销售也将从医疗销售的渠道转向为家用电器的渠道。普通的医疗器械设备如血糖仪、按摩器具、血压计等将渗透到千家万户。人口的老龄化则将对夕阳产品的需求产生促进的作用，与此相关的监护仪器、轮椅等家用医疗设备需求巨大。互联网的发展、移动技术的使用、大数据技术的普及，以及这些技术在医疗行业的应用，将会完全颠覆传统的"医疗器械＋医院"商业模式。医疗各领域从诊断开始到给药的全过程，都将结合着智能化的发展。同时各类商业医疗保险机构的涌现，新的医疗机构模式的发展，使得医院、患者、保险机构多方达成共赢。基于医疗大数据平台的诊断与治疗技术也将把个性化医疗推向一个前所未有的空间，传统的医疗器械和医院的商业模式或将被全面颠覆。

第七章

移动互联网、物联网平台的大健康商业模式创新

近年来，随着移动互联网技术的发展与普及，传统的"医疗器械＋医院"的商业模式或将被全面颠覆。移动互联网、穿戴式设备、大数据等新兴技术与新商业模式的结合正全面颠覆传统"医疗器械＋医院"的商业模式。可以预见，医疗的各个细分领域，从诊断、监护、治疗到给药都将全面开启一个智能化的时代，结合商业医疗保险机构，全新的医院、患者、保险的多方共赢商业模式也在探索中逐渐出现，基于医疗大数据平台的诊断与治疗技术也将把个性化医疗推向一个前所未有的空间。传统的医疗器械和医院的商业模式或将被全面颠覆，我们定义为"智慧医疗"。

得益于移动互联网的发展，移动医疗的商业模式日益成熟。目前关于移动医疗的定义有很多，但还未形成统一的认识。根据国际医疗卫生会员组织 HIMSS（Healthcare Information and Management Systems Society）对移动医疗（m−Health）的定义，移动医疗被认为是利用 DA、移动电话和卫星通信等移动通信技术来提供医疗服务和信息。根据 HIMSS 的定义，移动医疗将提供医疗信息服务，并为患者提供远程医疗服务，同时还提供专家预约服务。另外，移动医疗还将为医院提供信息移动化解决方案等。目前，移动医疗在医疗监护和数据处理领域如生理参数监护、数据发送、无线数据通讯、远程医疗等方面有很广阔的应用前景。它是医疗信息化建设过程中重要的一环。

按照信息化水平从高到低，医疗信息化可以分为三个阶段：

首先为医院管理信息化（HIS）阶段，该阶段主要以运营管理为主。2003年，我国迎来了HIS的建设热潮。在这一阶段中，建设的主要任务是以建设基础业务平台为主，其作用是以收费为中心，将医院中的各类信息资源进行调配，借助网络技术进行信息管理，并采集各节点信息，供相关人员查询、分析和决策。

其次为医院临床医疗管理信息化（CIS）阶段，该阶段是以临床应用、管理决策为核心。其作用是以患者为中心，借助软件整合患者临床诊疗数据，实现全院级别的诊疗信息的集成。

最后为区域医疗卫生服务（GMIS）阶段。在GMIS系统建立之前，医院必须已经实施了HIS，CIS系统，且在实施过程中已有一定的基础，并且各实施系统之间的数据交换畅通，交互不存在障碍。GMIS的实施目的在于区域内的医院与医院之间、医院与保险机构之间、医院与各级卫生行政管理之间形成信息的共享，实现信息资源的有效配置。

目前，我国的医院信息化建设主要处于CIS阶段。据IDC统计，截至2014年，在我国医疗信息化解决方案中，CIS系统建设占比44.4%，HIS系统占比34.3%。IDC预测，2014—2019年期间，CIS系统的建设呈现更加快速的增长，年复合增长率为23.24%。而在此5年期间，HIS系统建设复合增长率约为18.80%。

随着移动医疗的发展，越来越多的投资商开始关注大健康移动终端的建设，并积极给予各方面的支持与资金的投入。如在2014年，女性健康管理类 App——大姨妈获得了由策源创投领投、红杉资本和贝塔斯曼等三家企业投资的风险融资基金，融资金额达到 3,000 万美元。此后，众多的大健康服务移动终端 App 诸如春雨医生、挂号网、平安好医生等都获得投资。移动医疗现在还处于发展的初期，还未达到替代传统医疗的能力。它目前的主要功能还是辅助传统医疗提供诊前或者诊后的服务。医疗行业的核心还是在传统医疗。其原因有很多：移动医疗目前的支付方式还只能采用个人的支付方式，社会化的移动支付方式还未放开；人们对于移动医疗的接受还需一段时间；等等。但是未来移动医疗将会有更大发展前景与潜力。

一、 以移动互联网、物联网为平台的大健康商业发展趋势

（一）健康医疗大数据应用迎来了发展机遇

大数据在我国各领域如火如荼地应用着。国家政策给大健康医疗大数据的应用带来了发展机遇的春风。2016 年 6 月 24 日，李克强总理签批了国务院办公厅印发《关于促进和规范健康医疗大数据应用发展的指导意见》。此意见明确指出将全面推动"互联网＋健康医疗"服务建设，加快健康医疗数据体系建设。

1. 国家大力发展农村基层医疗，为健康医疗大数据应用提供基础

目前在农村医疗方面，国家给予了较高的财政补助，并努力改善农村医疗水平。对于参加新农合的用户，在大病医疗方面给予了较大的救助，在住院费用方面加大了费用报销的比例。另外，将农村贫困人口全部归入重特大病医疗保险救助范畴。对于这类贫困人员，实现在定点医院，先就诊，先治疗，后缴费的服务，并实现与现有的医疗保险政策挂钩，进行医保、救助"一站式"即时结算。农村医疗条件的改善，是实现大健康社会化的基础，减少了因病返贫现

象的产生，实现了社会的稳定。在贫困地区开展的公立医院的改革，提高了医务工作者的积极性。提高贫困地区医务人员待遇，鼓励企事业单位、慈善机构积极参与健康扶贫等政策，有助于各方面人员大健康意识的提高，为健康医疗的发展提供了有力的保障。

2.健康医疗信息的共享与应用，为健康医疗大数据应用提供有力的保障

通过国家、省、市、县四级人口健康信息平台的建设，实现健康医疗数据的互联互通，减少了信息重复的采集与分析，实现各级数据之间的融合。且各级医疗单位通过共同建设统一的信息平台，减少建设的工作量，使得健康信息平台的数据容量达到最大化，并减少了数据的冗余。通过信息平台的数据共享，可构建医疗行业方面支持系统用于临床的诊断决策、疾病的判断与分析、药物研发等方面。同时健康信息平台可以应用于传染病疫情预警、公共卫生监测评估等方面。在健康信息平台上，可建立人口健康档案的数据库，通过技术手段保证个人的信息安全与个人隐私。健康信息平台上数据的共享及在各领域的应用，可以扩大健康医疗大数据的范畴，为其应用提供有力的保障。

3.医疗数据的共享、医疗资源的扁平化推动了健康医疗大数据应用

现有的健康医疗大数据正在逐步实现各部门之间的共享。健康医疗大数据的建设也转向多渠道、多部门的录入。目前，健康医疗大数据可从医院（包括医院、医生）、患者、医药、医检等多渠道采集录入，实现数据共享，同时也实现医疗资源的扁平化信息的传递。当前，我国的优质医疗资源主要集中在大城市，集中在经济发达的地区。经济落后的地区缺乏优质的医疗资源，但是这些地区对医疗的需求是巨大的。当医疗数据能够完全实现信息共享时，远程医疗将成为可能。在网络技术的协助下，实现医生与患者之间的远程医疗，患

者在居住地就能接受远程专家的指导，实现医疗资源的最优化配置，也促进了健康医疗的发展，进一步促进了健康医疗大数据的应用。

（二）"互联网＋"及大数据等新技术对大健康产业的渗透

1. 互联网加速推动实现医疗资源的共享

2015 年 7 月，国务院印发了《关于积极推进"互联网＋"行动的指导意见》（以下简称《意见》）。在《意见》中，提出了要发展基于互联网的医疗卫生服务，同时提出支持第三方机构构建医疗信息共享服务平台。在此背景下，医疗企业也将有可能积极参与医疗卫生领域的建设，同时通过互联网可以实现医疗资源的共享，更好地服务于健康医疗领域，使得公共服务更加多元化，公众能享受到更好、更公平、更便捷的医疗服务。同年 9 月，国务院印发了《促进大数据发展行动纲要》，提出将建设医疗健康服务大数据和社会保障服务大数据。在医疗信息资源方面需要构建电子病例数据库和电子健康档案的数据库，形成医疗健康管理和服务大数据应用体系。在社会保障服务大数据方面，将建设统一社会救助、社会福利、社会保障大数据平台。利用大数据为社会公众提供更为个性化、更具有针对性的社会保障服务和医疗服务。目前，在医疗健康大数据方面，我国还需各方面人员的积极投入，毕竟现在电子病历和电子健康档案的融合程度仅达到 20%—30%。

2. 互联网医疗快速发展

未来互联网医疗在药品流通与移动治疗两领域将具有较大发展空间。公立医院目前占据国内医疗市场的主体，而互联网的优势在于信息的快速传达，因此与传统医院相比，互联网医疗的优势具体表现在药品的流通与移动治疗两大领域。商务部发布的《2014 年药品流通行业运行统计分析报告》显示：根据国家食品药品监督管理总局统计，截至 2014 年 12 月 31 日，全国累计共有 353 家企业获得食品药品监管部门发放的《互联网药品交易服务资格证书》，与上年同期相比增加 154 家，增幅创历史新高，同时指出，建立完善跨行业、跨区域的智能医药物流信息服务网络将成为趋势。在移动医疗方面，2013—2015 年这三年里，市场规模每年增长速度保持在 50%—60%。2015 年移动医疗市场规模高达 48.80 亿元（人民币）。[1]

3. 大数据技术支持大健康实现精准医疗

没有一次疾病是偶然的。每一次疾病都有一个病因，比如环境、生活习惯、遗传……在预防与治疗并行的大健康理念中，如果能够把病因找出来，就能活得更好。看国外的发展趋势，很多都在从事数据采集工作，收集到与用户的身体健康相关的各种信息，通过辨别，直接可以对健康状况做出准确度相当高的预测。谷歌眼镜和可穿戴设备，其实就是一个巨大的数据采集器。其实最理想的状态是，每个人都应该收集自己一部分日常数据，就像女孩子了解自己的经期一样。在中国，用户数据收集还不如国外普及，但确实是一个发展趋势。很多传统医疗企业、机构，都开始新的布局，行业也在洗牌。大数据使大健康行业有了数据支撑，但是这些数据如何着陆，这是每个企业都在思考的问题。以传统药企辅仁药业为例，辅仁成立老子养生电子商务有限公司，可以直接将发展中收集到的各类数据分享给自己的电商。再比如，京东、淘宝这类电商，同样可以将自己的数据转向金融，这些都是大数据在背后起作用。

4. 大健康服务移动终端 App 获得投资者追捧

2014 年年中，女性健康管理类手机 App 大姨妈宣布，已经成功完成由策源创投领投、红杉资本和贝塔斯曼跟投的 C 轮融资，融

---

[1] 商务部：《2014 年药品流通行业运行统计分析报告》，2015-06-18。

资金额为 3,000 万美元，是国内女性健康类 App 最高的融资金额。此后，众多的大健康服务移动终端 App 诸如春雨医生、挂号网、平安好医生等都获得投资。

移动互联网使得更多、更广的数据不断产生，要享受大数据带来的便利，必须拥抱互联网。调查报告显示，2013 年我国网上药店销售额为 39 亿元（人民币），保持了 200% 以上的增长。[1]大健康产业搭载互联网快车的表现主要包括：一是互联网发展将推动医药商业企业电商化，重构医药零售行业生态。二是医药大健康企业销售渠道向电商拓展，借助淘宝、京东等平台开发电商渠道。三是传统药企自创大健康品牌，自建网络销售渠道。比如传统药企辅仁药业集团构建老子养生电商品牌，在线上销售。

"互联网＋"战略及大数据发展的政策要求促进互联网医疗企业发展。互联网医疗是以互联网为载体和技术手段的医疗信息查询、疾病风险评估、在线疾病咨询、电子处方、远程会诊等多种形式的健康管家服务。随着"互联网＋"及大数据发展政策的推进与实施，互联网医疗的发展也迎来了政策的暖风。

在政策支持和信息化时代背景下，互联网医疗受到了大量资本的关注与介入。《网易财经报》报道，2015 年上半年我国互联网医疗行业获得的风险融资基金就达到了 2014 年整年的水平，投资总额达到 7.80 亿美元。2015 年 4 月—6 月这一季度就有 41 家企业获得投资基金公司的青睐，总投资金额超过 3.50 亿美元。从经营模式看，目前互联网医疗主要有三类模式：一是远程医疗，二是在线问诊，三是慢病管理。

---

[1] 中国医药物质协会：《2013 中国医药电商数据报告》，2014-03-21。

（三）依托"互联网＋"平台的大健康产业商业模式创新

在"互联网＋"的推动下，我国的医疗平台的商业模式发生了很多的变化。同时依托移动互联网，大健康产业商业模式通过轻问诊、空中医院、私人医生等多种模式实现了大健康产业商业布局的变化与创新。如图 7-1。

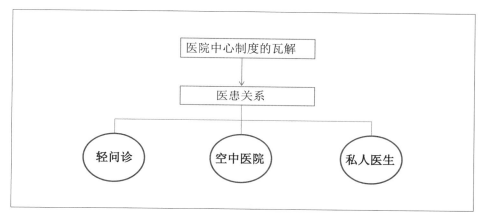

图 7-1 "互联网＋"平台上的大健康产业商业模式

1. 轻问诊

轻问诊模式创立于 2015 年。该模式最早应用于由武汉恒基康保网络技术有限公司打造的一个平台。该平台主要是一个个性化健康信息咨询服务的互动交流平台。在此平台上活跃的网民，大多数属于身体没有什么疾病，但是可能有些不适，希望通过此类平台获得健康咨询或者一些生活健康小常识等。该平台集在线健康咨询、免费健康问答于一体，方便快捷地为用户普及健康生活小常识。

2. 空中医院

空中医院其实是一个社交平台。在该平台上，网民在自己的社交圈内可以结识并选择一个医生作为自己的私人医生。在平台上，医生将医疗服务以商品的模式进行出售。目前空中医院平台已经开发出了多款 App。此类 App 用户主要分为医生用户和普通用户。在此平台上，用户可以进行健康咨询，可以预约私人医生，可以病理自查等。而医生用户可以实现空中急救、医生特色服务、健康理财服务等。这个模式具有很强的创新性和新颖性，得到了医生与患者的青睐，也为原有的医疗服务行业引入了市场竞争机制，促进医疗行业健康合理的发展。

3. 私人医生

私人医生在国外被称为全科医生或者家庭医生，其与公立医院医生的最大区别在于给患者提供私密的、细致的、个性化的私人服务，注重患者的隐私。私人医生在我国是一个医疗的方向，但由于医疗资源的缺乏，此类模式在传统的医疗服务中难以实现。私人医生主要提供的是养生保健、疾病预防、慢病干预、转诊会诊、愈后调理等服务，属于高品质、高质量的服务范畴。随着互联网的发展，私人医生可以通过网络实现"一对多"的私人服务，与病患之间形成一个稳固的医患关系。

（四）移动医疗商业模式创新的新动向

1. 多种应用协同发展的移动医疗模式

在当前 IT 领域中，移动互联网、云计算、大数据等技术是未来发展的大趋势。其中移动互联网发展的成果是备受关注的焦点，移动医疗亦在此基础上有所创新。在应用过程中，根据对象的不同，主要分为面向用户（TOC）、面向商业（TOB）、面向政府（TOG）等模式。TOC 模式中，费用是由患者来支付。在此模式中，患者通过移动应用的平台获知医生的诊疗信息，获得电子病历，并可以将病历发送给多个医生进行查看，降低误诊率，并在此平台上与医生、医院方进行信息的交互，提出自己的意见和看法，因此，患者也愿意为此服务进行买单。在 TOB 模式中，费用由保险公司或者健康管理公司来支付。在此模式中，保险公司或者健康管理公司可以通过移动应用的平台获得有效的与自己企业经营有关的大数据，此数据可以帮助公司进行决策。在 TOG 模式中，费用由政府或者卫生管理部门来支付。政府或者卫生管理部门可以依托此应用降低大众病态的指标，降低医保赔付率而获得利益。如图 7-2 所示。

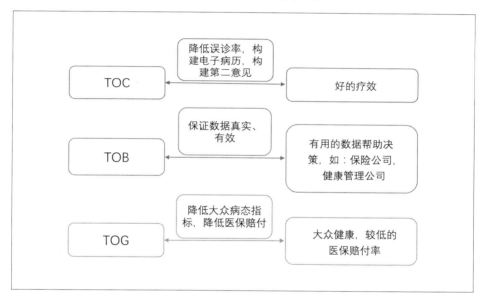

图 7-2　多种应用对象的移动医疗商业模式创新

移动医疗商业模式中涉及的群体非常多，各个模式在发展过程中需要其他部门的相互协助，因此将会出现多种应用、多群体协同发展的模式。

2.多种媒介发展的移动医疗模式

在现有的移动应用中，大多数民众是以手机作为移动应用的载体。但单纯以手机作为唯一的媒介，具有很大的局限性，因此未来移动医疗模式研发应用中不能仅仅以手机为媒介。选择合适的媒介也是移动医疗应用中需要考虑的一项大的课题，如患者的可穿戴设备手表、帽子等，政府也在筹集资金、征集意见，为此做好准备。

3. 线上与线下O2O模式整合的移动医疗模式

由于网络的虚拟性、不安全性，现在还没有在线诊疗模式。目前各大医院门诊服务还是采用传统的面对面的门诊模式。但随着网络环境的优化，未来政策的放宽是势在必行的。因此，现在的移动医疗模式可以将部分线下的业务整合到线上来做，如咨询方面。同时，也可将线上的用户分流到线下，提高用户诊疗的有效性。通过线上与线下O2O模式的整合，实现咨询、诊疗、给药、药物电商等模式的开展。

4. 基于互联网医院的移动医疗模式

自从2015年第二届世界互联网大会上乌镇互联网医院作为中国互联网医疗创新标杆被推出，瞬间爆红，到2016年有40余家互联网医院争先恐后地挂牌。微医已在全国布局了19家互联网医院，实现"医药险"闭环，拥有丰富的患者资源、专家资源、医院资源和政府资源，构建了全国最大互联网医联体。好大夫在线也宣布完成D轮融资。好大夫在线拥有国内数一数二的医生和患者资源，截至2016年底，总服务患者数达到3,274万人，医生数达到14.20万人。至2017年3月，已经收录了全国7,500家正规医院的49万名医生，其中14.50万名完成了实名注册。而丁香园推出的丁香医生作为主打产品，其团队主要有两条业务线，一条是以丁香医生、丁香妈妈、健康头条等为主的微信新媒体矩阵，运营粉丝数超2,000万；另一条业务线，则是主打付费问诊的丁香医生App。

5. 可穿戴智能装备让用户参与管理自身健康

互联网的互动性要求我们与用户建立最大程度的互动。因此，我们需要重新构想与用户沟通、服务的全息化界面。如果通过眼睛、耳朵、声音、触摸、位置等各方面信息的数据搜集就能辨别出用户存在的各种疾病问题，再有针对性地推荐产品或服务，那么这种与用户的直接沟通才是有效且便捷的。目前，一些大健康类电子产品能够做到，谷歌智能隐形眼镜具有连续性和非侵入性的优点，使用者只要照镜子，观察自己眼镜中颜色的变化就可以知道自己的血糖情况。iWatch 能导入血液监测、心跳侦测、血压测量等健康数据……未来医疗俨然让自己的身体变成了 API（应用程序编程接口），客户变成了一个个用户。可穿戴设备让每一个人和一个智慧系统进行互动，在各种数据和信息的支持下，做出对自己最有利的判断，真正把生命掌握在自己手里。

上述模式只是移动医疗商业模式创新中出现的新动向，未来移动医疗商业模式还未形成一套成熟的模式。随着政策的走向、网络的发展、市场的变化，医疗企业需要积极去探索。

二、以移动互联网、物联网为平台的大健康商业创新模式——对标企业分析

（一）利用移动互联网平台架起用户与医生高效沟通渠道——春雨医生

1. 公司商业模式及行业地位

春雨移动健康成立于 2011 年 7 月，主要商业模式是利用手机终端架起医生与患者随时随地远程交流的桥梁。如图 7-3 春雨医生 App 首页所示。

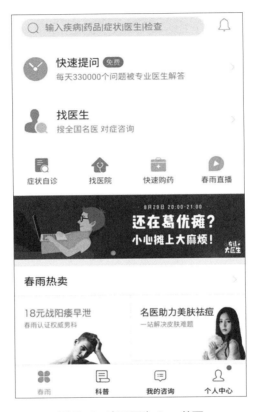

图 7-3　春雨医生 App 首页

此平台可以实现医生、医院和社会多方共赢：医生可以利用平台获取患者、增加收入、提升名气；可进行公立医院预约就诊；患者可以快速寻找医生，在线咨询。平台还具有体验友好、响应快速和专业精准的核心服务价值。随着业务的深入发展，公司发展战略日益清晰，大致可分三个阶段：第一阶段是做轻问诊，推出春雨医生平台，主要模式是众包抢答，用户免费在春雨医生咨询，平均每个问题在两分钟以内获得医生响应。平台可以由此获得第一手健康大数据。第二个阶段是定向问诊，推出空中医院服务，让医生在春雨平台上开店，对自己的服务进行标价和售卖，包括图文咨询、电话咨询、挂号预约、买断医生一定时间的私人医生服务，用户可以选择医生并下单购买需要的服务。空中医院帮助医生与用户建立直接联系，可以称作平台关系。第三个阶段就是推出私人医生服务，帮助医患建立所期望的长期稳定关系。到 2015 年末，春雨医生平台总用户量 8,600万，平台医生 36 万名，每日解决超过 27 万个问题。春雨医生已经获得多轮融资，C 轮融资 5,000 万美元，是当时移动医疗领域数额最大的单笔融资。

2. 公司进一步的发展方向

线上诊断、健康管护、慢病管理和医疗超市，是公司长期的发展规划。春雨医生未来将进一步持续推进第三阶段产品——私人医生服务。一方面是线上的家庭医生为病人建立健康档案，包括所有与健康相关的数据，并长期服务一个客户。线上能解决 70% 健康相关的问题，但比如抽血化验等还需到线下解决，所以另一方面还进行分诊服务或者预约线下签约的医院专科专家。线下的春雨诊所会把线下的相关数据和档案再汇集到线上，电子档案的建立为之后医生不用面诊患者提供了基础。2015 年春雨医生已在北京、上海、广州、武汉、杭州建立 30 多家诊所，建设模式分很多种，除了传统自建诊所，还有合作模式、加盟模式、托管模式，以快速复制的方式发展线下春雨诊所。

（二）智慧医疗系统解决方案提供商——银江股份（300020）

1. 公司商业模式及行业地位

银江股份有限公司是中国领先的城市智能化解决方案提供商和数据运营服务商，专注于通过大数据、云计算、物联网等高科技技术将信息服务广泛应用于交通出行、医疗服务、健康管理、金融服务、城市管理等大民生领域，围绕智慧交通、智慧医疗、智慧城市三大主营业务，不断探索和创新业务管理模式和商业模式，研究开发新技术新产品，为客户提供涵盖信息系统咨询设计、软件开发、系统集成、运营运维在内的一体化的智慧城市解决方案和数据运营服务。公司通过运营智慧医疗主营业务，不但可以帮助医院有效提高医疗质量，改善医护业务流程，更可以有效降低医疗费用。智慧医疗系统使医生能够随时搜索、分析和引用大量科学证据来支持临床诊断。从大的范围来看，通过搭建区域医疗数据中心，在不同医疗机构间，建起医疗信息整合平台，可以实现个人与医院之间、医院与医院之间、医院与卫生主管部门之间的数据融合、信息共享与资源交换，获取智能化系统大数据，实现智慧城市大数据运营服务模式的可持续盈利，从而大幅提升医疗资源合理化分配，真正做到以病人为中心。

2. 智慧医疗解决方案与竞争优势

银江股份智慧医疗解决方案包括远程医疗、电子病历、区域医疗、数字医院、移动医疗以及医疗物联网解决方案。银江股份目前提供的远程医疗系统解决方案可以实现医疗信息的远程采集、传输、处理、存储和查询，对异地患者实施咨询、分诊、监护、查房、协助诊断、指导检查、治疗和手术等，可为专业的国际、省、市、社区医院四级远程会诊提供技术平台。图7-4即医生在进行远程会诊。

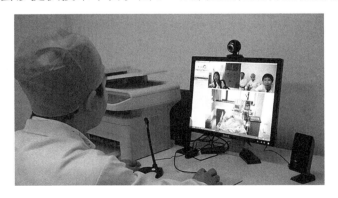

图7-4　银江远程医疗解决方案示意图

　　银江股份充分利用现代化通讯、智能识别、数据融合、云计算、物联网技术，与医疗技术相结合，通过与国内著名医院的长期合作，结合现代化医院的管理流程和业务特点，参考不同医院对信息化建设的需求，开发出面向不同规模医院的数字化医院整体解决方案。如图7-5所示。

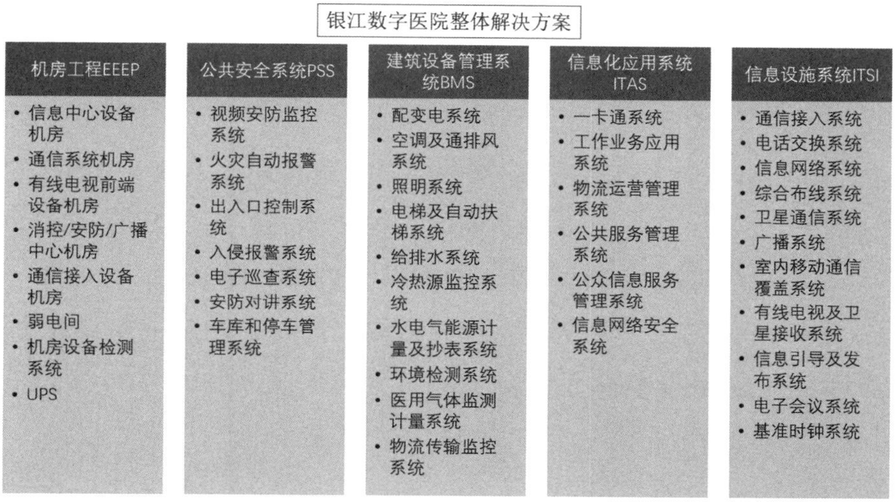

银江数字医院整体解决方案

机房工程EEEP	公共安全系统PSS	建筑设备管理系统BMS	信息化应用系统ITAS	信息设施系统ITSI
• 信息中心设备机房 • 通信系统机房 • 有线电视前端设备机房 • 消控/安防/广播中心机房 • 通信接入设备机房 • 弱电间 • 机房设备检测系统 • UPS	• 视频安防监控系统 • 火灾自动报警系统 • 出入口控制系统 • 入侵报警系统 • 电子巡查系统 • 安防对讲系统 • 车库和停车管理系统	• 配变电系统 • 空调及通排风系统 • 照明系统 • 电梯及自动扶梯系统 • 给排水系统 • 冷热源监控系统 • 水电气能源计量及抄表系统 • 环境检测系统 • 医用气体监测计量系统 • 物流传输监控系统	• 一卡通系统 • 工作业务应用系统 • 物流运营管理系统 • 公共服务管理系统 • 公众信息服务管理系统 • 信息网络安全系统	• 通信接入系统 • 电话交换系统 • 信息网络系统 • 综合布线系统 • 卫星通信系统 • 广播系统 • 室内移动通信覆盖系统 • 有线电视及卫星接收系统 • 信息引导及发布系统 • 电子会议系统 • 基准时钟系统

图7-5　银江数字医院整体解决方案示意图

　　2016年银江股份加大投入研发资金，与华为技术公司就医院信息化推进工作共同研发的新一代AP，是集无线网接入点和RFID（传感器）接入点为一体的智能信息接收和发送设备，可以同时接收和发送WiFi信号和RFID信号。在物联网、云计算、移动互联等新技术大革命的背景下，物联网应用的市场化进程不断加快，物联网AP应运而生，该产品将企业有线网络、无线网络和RFID网络有效地进行融合，提供高效可靠的网络传输和连接。银江股份医疗物联网解决方案具有低成本、高可扩展性、可维护性等优点，通过智能识别技术应用来构建医院病人、药品等信息的主索引，通过条码扫描和 RFID 技术，为智慧医院提供精确的信息确认和识别系统，从而杜绝传统人工判断和识别所产生的差错事故。

（三）抢占移动数据入口，为用户建立个人健康管理系统——九安医疗（002432）

1. 公司主营业务及行业地位

公司所从事的主要业务包括家用医疗电子器械的研发、生产及销售，按照"智能硬件＋应用程序＋云服务"的全新移动互联产品的发展规划，进一步构建"移动互联网＋健康管理云平台"。公司主要产品包括电子血压计、电子血糖仪、电子体温计、低频治疗仪、电子秤等个人健康类可穿戴设备。公司借助 OEM/ODM 高速成长，是目前国际主流的电子血压计供应商，电子血压计的年销售量在全球范围内名列前茅。凭借技术优势、人才优势及品牌优势，公司已快速成长为一家在国内外具有影响力的个人健康管理产品供应商。公司围绕中长期战略目标，致力于打造国内一流的移动医疗服务的高科技企业，制订并实施了"以可穿戴设备及智能硬件为入口进入移动医疗和健康大数据领域，进而围绕用户建立健康生态系统"的战略。通过 20 多年的潜心经营，九安的品牌在国内已经颇具影响力，在国外 ODM/OEM 市场也成为 Beurer，Medisana 等欧美一流品牌的稳定供应商。

2. 基于移动互联网的商业模式创新与优势分析

公司充分认识到移动互联网快速发展带来的机会与挑战，主动推动公司主营产品的智能转型升级，以可穿戴设备与智能化硬件为着力点，重点打造移动医疗和健康大数据运营平台。公司自 2010 年开始，注册"iHealth"品牌，进军国际市场，聚焦提升用户体验的个人移动医疗设备，该品牌系列产品均为可移动互联产品。公司针对远程医疗和远程照护等个人健康管理服务良好的市场前景，正投资建设"移动互联网＋健康管理云平台"项目，为用户和医疗机构构筑了良好的智能化、便利化的个人健康管理云服务平台。用户可以借助"iHealth"品牌系列产品等移动智能医疗设备终端，接入互联网，上传和读取用户健康数据，检测各类型健康指标，与医生沟通医治效果和治疗方案。基于移动互联网平台，进一步构建"医—患""医—医""患—患"之间的在线交流社区，针对优质医疗资源不足且分布不均的现实情况，实现资源共享，改善医患关系。截至2016年末，"iHealth"中国地区的用户在线测量数据总量突破了2,000万条，这也是全世界领先的个人自测血压数据库。如图7-6所示，"iHealth"系列产品已涵盖血压、血糖、血氧、心电、心率、体重、体脂、睡眠、运动等多个领域的人体体征指标监测，为终端用户提供在线服务及健康数据采集手段，为美国、欧洲、中国的医疗服务机构提供远程医疗设备和解决方案。公司的智能化硬件产品在慢性病管理和移动互联医疗领域覆盖面广，在国内外移动医疗领域都处于领先地位，树立了良好的专业形象，综合竞争能力和抗风险能力显著提高，公司有希望成为全球远程患者监护领域的领导者。

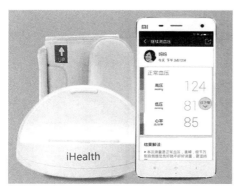
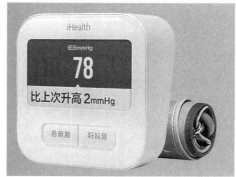

图 7-6　九安 iHealth 智能云电子血压计

（四）利用物联网技术铸造智能监护系统——宝莱特（300246）

1. 公司主营业务及行业地位

公司成立于 1993 年，发展迅速。如图 7-7 所示。公司属于医疗器械行业，主营业务涵盖健康监护和肾科医疗两大业务领域，主要研发、生产、销售医疗器械类产品，包括监护仪设备、心电图机、脉搏血氧仪、中央监护系统、可穿戴医疗产品、血液透析设备（机）、血液透析粉／透析液、血透管路、针及消毒液等产品。公司在监护板块的研发投入保持增长态势，完成全新监护设备主控平台的更新换代，完成蓝牙体温技术、蓝牙血压技术、蓝牙血氧技术的研发，相继推出心电图机数据管理系统、新生儿脉搏血氧仪、婴幼儿无线体温监护系统、妇女无线基础体温监护系统等一系列新产品，极大丰富公司的监护和心电图机产品线，使公司心电图机产品线同时拥有了三导、六导、十二导心电图机。2015 年公司研发投入比上年增长 19%，连续三年保持增长态势。

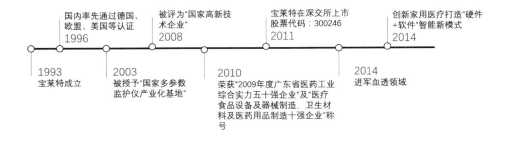

图 7-7　宝莱特公司发展历程

2. 智能监护系统的创新研发与优势分析

公司在监护设备领域持续加大研发投入，使各种高端监护模块得到不断完善，又加快监护设备主控平台的更新换代，推出各种新产品上市，巩固了公司在医疗监护领域的技术优势与核心竞争力。这些自主研发的新技术、新产品完善了公司的监护和心电图机产品线，降低了公司的产品成本，并迅速占领监护的高端科室，为公司带来新的业绩增长点。

公司在智能监护系统的创新研发体现在两个方面：监护设备与智能穿戴医疗。在监护设备领域，公司重视自主研发创新，持续加大研发投入，2016 年公司研发投入 3，395.18 万元（人民币），比上年增长 31.76%。由于持续的高强度研发投入，公司完成了多款多参数监护仪、掌式监护仪及生命体征检测仪等新产品的研发，推出了便携式 12 道心电图机等新产品。

在智能穿戴医疗领域，近两年公司完成了蓝牙体温技术、蓝牙血压技术、蓝牙血氧技术、蓝牙体温贴及超声多普勒胎心仪等新产品的研发，相继推出了婴幼儿无线体温监护系统、妇女无线基础体温监护系统以及多款智能电子血压计、台式电子血压计、超声多普勒胎心仪等新产品，无线血压监护系统、无线血氧监护系统和胎心机器人等产品已完成产品检测。随着这些新产品依次上市，公司将成为国内唯一一家同时拥有多款医疗级别、高精度的生命体征监测智能穿戴产品（育儿宝、好孕 100、胎心仪等）的公司，大大提升了公司将来在"互联网＋医疗"领域的核心竞争力。产品如图 7-8 所示。

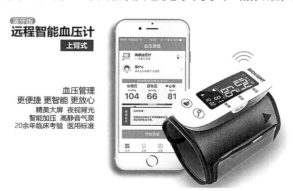

图 7-8 宝莱特智能监护系统

（五）始于网络挂号，但远不止网络挂号——微医集团（挂号网）

1. 商业模式及行业地位

挂号网是国家卫生和计划生育委员会批准的全国就医指导及健康咨询平台，也是国际领先的移动医疗服务平台，于 2010 年创建。截至 2016 年 10 月，微医已经覆盖 29 个省份，与 2,400 多家重点医院的信息系统实现连接，拥有超过 1.5 亿个实名注册用户和 26 万名重点医院的专家，累计服务人次超过 8.5 亿人，为国人节省了 6,400 万个工作日。微医是挂号网的移动互联网入口，是以"微医院""微医生"和"微支付"为主要内容的移动医疗服务集合，也是专业的、开放的移动医疗服务平台，为全国的医院和医生提供标准的接口，为中国老百姓提供最快捷的移动互联网就医入口，为移动医疗产业链所有利益相关者提供合作纽带。

如图 7-9 所示，越来越多的人在使用微医 App。微医用户版 App 应用为用户提供专家咨询、智能分诊、即时挂号、院外候诊、检查检验报告查询、处方查询、医疗支付及动态电子病历服务；微医医生版 App 应用是医生的"移动诊室"，帮助医生完成患者管理、医患交流、诊后随访、患者转诊；民康卡是挂号网的医院入口，是按照国家居民健康卡标准发行的记录患者健康档案的载体，是便捷的医疗支付工具和能够在开通全国居民健康卡的医院通行的就诊卡。挂号网通过为庞大的精准用户群在诊前提供健康管理、在诊中提供就医服务、在诊后提供健康消费，通过和移动医疗产业链上相关机构的深度合作，逐步创建了全新的商业模式和行业生态圈。

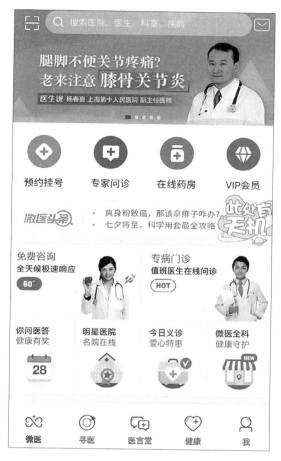

图 7-9　微医 App 客户端

2. 进一步的发展方向

挂号网整合智慧健康产业链上下游资源，在浙江杭州湾信息港二期重点打造中国智慧健康谷。建成后，这里将成为全国最大的网络就诊中心、医疗数据信息中心与智慧健康产业集聚中心。2014 年 10 月 18—19 日，由中国智慧健康谷承办的"2014 中国健康大会——移动互联时代的科学就医"在杭州召开并永久落户中国智慧健康谷。2015 年 9 月，挂号网宣布新一轮融资 3.94 亿美元。融资后，挂号网计划投资 3 亿美元建设全国互联网分级诊疗平台，投资 1.50 亿美元在全国与优秀的医疗机构共建五个区域手术中心，为 1.1 亿名微医集团用户提供线上线下闭链的医疗及健康服务保障。与此同时，挂号网还宣布将挂号网母公司"挂号网有限公司（Guahao. com Limited）"更名为"微医集团有限公司（We Doctor Group Limited）"，旗下包括 3 个业务品牌：挂号网——微医集团的 Web 入口，微医——微医集团的移动互联网平台，微医 ACO（Accountable Care Organization，责任医疗组织）——微医集团的健康保险体系。

三、小结

移动医疗是目前备受关注的领域，也是医疗行业潜力巨大的领域。移动医疗未来发展可以朝向四个方面：一是基层分级诊疗。基层分级诊疗在现有的医疗体系中占据的份额巨大。目前，基层的门诊量是全国门诊量的六成以上。但基层诊疗存在的问题众多，基层医疗机构由于医疗资源、经济等多重原因导致医疗服务水平较低，很多问题亟待解决。因此移动医疗可以在基层分级诊疗中寻求新的商机。二是远程医疗。现有的医疗资源分布不均，大多数的优质医疗资源较集中于大城市或者经济发达的地区。而贫困落后地区对医疗资源的需求是非常大的，但是难以得到满足。因此，移动医疗可以利用其技术的优势和便利性，发展远程医疗来缓解医疗资源不均的矛盾。三是门诊和医保控费。如今，各大门诊医保资金份额巨大，移动医疗可以帮助政府降低门诊基金的支出，达到门诊和医保控费的目的。四是大数据。这也是在现有互联网、云计算、大数据等信息技术发展下，与医疗资源相结合的应用。利用大数据分析，可以使医疗系统上的各个企业进行紧密的合作，使整条医疗产业链日益完善。移动大数据医疗的发展，可以为企业提供良好的市场分析，在慢病管理、家庭医疗服务上更加符合患者的需要。

第八章

健康管理综合化解决方案
创新研究

　　健康管理（Managed Care）是一种预防医学。它是 20 世纪 50 年代末在美国，60—70 年代在西方国家出现的新型服务业。其核心内容是预防和控制疾病发生与发展，降低医疗费用，降低医疗保险公司的赔付率，从而减少医疗保险公司的损失。目前，健康管理服务涉足医疗保险、医疗服务、社区服务等领域。但在我国，健康管理还是一个新的概念，被大众接受程度较小，主要服务于高收入、高学历、高层次人员。

　　健康管理服务的模式以个性化、个体化服务为主，是对服务对象的生活方式进行风险评估。在评估的基础上进行健康教育，并进行个性化的干预，从而降低患病的风险。健康管理中最具代表性的健康体检行业在近些年蓬勃发展，呈现出如下几个显著特征：

　　第一，出现了几家全国规模的体检连锁机构。当前体检市场呈现美年大健康、爱康国宾、慈铭体检三足鼎立的格局，上述 3 家公司分别拥有 94 家、73 家、53 家体检中心。美年大健康公司目前已经和慈铭体检签署收购协议，收购完成后公司将拥有 147 家体检中心，远远超过行业第二名爱康国宾的 73 家，形成体检行业单极独大格局。

第二，体检行业集中度低，整合导致强者恒强。国内体检市场Cr3（指业务规模前三名的公司所占的市场份额）仅为2.60%，整合是大势所趋：一方面，公司利用资本市场可以筹集资金，通过并购和自建扩大市场份额；另一方面，企业品牌效应显著，能够在激烈竞争中脱颖而出。行业低集中度为整合提供大量机遇，有实力的企业有望在整合浪潮中迅速做大做强。

第三，标准化、规模化、市场化、专业化有助于企业增强竞争力。比如美年大健康企业计划5年内发展300家体检中心，是2014年的3倍。一方面，连锁化和规模化帮助企业降低成本、提高品牌知名度；另一方面，市场化和专业化帮助公司吸引优秀人才加盟，同时通过提供专业化的服务改善客户体验。美年大健康公司作为国内的体检龙头企业，具有巨大的先发优势，竞争能力强，发展潜力大。

第四，提供跨界服务，健康大数据的入口价值凸显。作为健康管理的最前端，体检是收集健康数据最直接有效的入口。医疗市场一大痛点是患者与医生无法正确匹配，导致疑难病患者找不到相应医生，专家时间被大量常见病挤占，而小医院医生资源闲置。体检机构建立数据平台除了可以为疑难病患者匹配对症专家，还可以为闲置的小医院医生提供常见病患者。通过健康大数据收集，公司可以发展成为第三方数据平台，入口价值很高。

第五，延展空间大，外延有望提供业绩弹性。体检公司向下可收购医院，向牙科、妇产科等专业领域发展，向上可收购仪器、试剂厂商，做独立第三方实验室。我们认为，该公司作为国内最大连锁体检机构，业务延展性好，外延空间大。

第六，逐步实现"预防、保健、治疗、康复、养老"五位一体的大健康管理方案。随着互联网、云计算、大数据等IT技术的发展，健康管理中的一对一个性化服务成为可能，而且服务费用的成本也在大大降低。在大数据技术的支撑下，健康管理服务将扩大其服务范围，向各类人群拓展，演化为大健康管理模式。在此模式下，服务内容也将会有所扩展，将包括医患体系的建立、专科治疗服务、健康与疾病的改善服务、健康与疾病评估服务、个人健康与病例信息服务等内容，形成一个"预防、保健、治疗、康复、养老"五位一体的大健康管理方案。如图8-1所示。

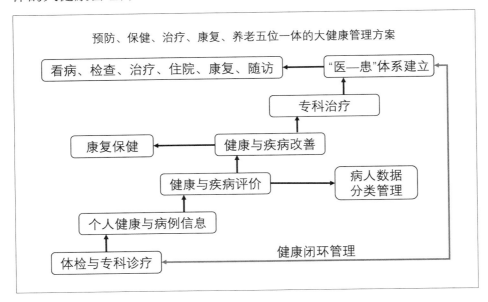

图8-1 大数据技术支撑下的大健康管理流程

一、健康管理服务的商业模式创新

（一）健康管理服务的发展机遇

1. 人口老龄化加速和环境污染提高了健康产业潜在需求

老龄化与环境污染成为大健康产业发展的内在因素。2015年我国65岁以上老年人口占比达10.50%，2010年我国居民平均预期寿命为74.83岁，展望未来，人口的加速老龄化与寿命的延长将是大趋势。在此背景下，养老、慢性病等健康问题将受到广泛的关注。同时，日益恶化的环境状况对居民的身体健康具有较大负面影响，这也引起了人们对健康的重视。三次全国死因调查显示，过去30年我国人群恶性肿瘤标化死亡率由75.60/10万上升至91.24/10万，与生态环境、生活方式有关的肺癌、肝癌、结直肠癌的死亡率呈明显上升趋势。因此，人口老龄化与环境问题是驱动大健康产业发展的内在因素。[1]

2. 居民健康意识提升, 消费支出增加

我国居民收入的提升为大健康产业发展奠定了购买力基础。国际发展经验显示当人均GDP超过6,000美元时，进入典型的消费升级周期，非生活必需品消费将成为主体。2011年以来，我国人均GDP超过6,000美元，居民可支配收入持续增长，从2008年的15,780元（人民币）增加到2014年的29,381元（人民币）。伴随收入增加，居民医疗消费支出保持较高速度增长。2011至2014年，城镇居民医疗保健类支出年均增长率为10.66%，高于居民消费性支出10.35%的增速，且近年来呈现明显上升趋势；2014年医疗保健类支出增速为14.91%，大幅高于8.01%的消费性支出增速与8.98%的居民可支配收入增速。[2]

（二）健康管理企业的主要营利模式

根据健康管理企业的营利模式及业务构架，可以把目前国内的健康管理企业分为几类：

---

[1]《2016年中国大健康行业大发展原因分析》，中商情报网，2016-07-06.
[2] 同[1]。

1. 以体检为主导的营利模式

21 世纪初，全球都提倡健康管理的理念，"早预防，早治疗"的健康观念深入人心，健康体检由此成为一个前沿且发展空间广阔的新兴领域。体检在现在的生活中随处可见，如升学体检、就业体检、单位体检等。根据卫生部统计数据，如图 8-2 所示，2009—2013 年我国体检人口在逐年上升，并形成了一定的规模。2009 年，我国体检的市场规模约为 2.30 亿人次，到 2014 年达到了 3.73 亿人次，增长了 62.17%。但这在我国总人口中占比还是较小的，占比仅 27.27%，与一些发达国家相比，如日本占比 70%，还存在着差距，还有很大的发展空间。

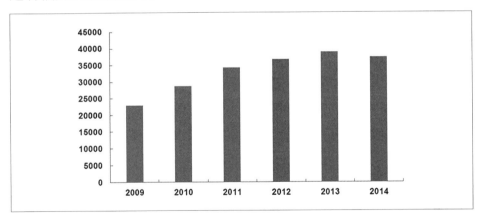

图 8-2　2009—2014 年我国参加体检人数（万人）[1]

同时，我国政府也非常关注人民健康。2013 年 9 月，国务院发布了《关于促进健康服务业发展的若干意见》，提出到 2020 年，要求健康服务业总规模达到 8 万亿元（人民币）以上。健康体检是健康服务业中一个重要的组成部分，也是连接医药健康产业的重要一环。

---

[1] 智研咨询：《2017—2022 年中国健康体检市场运行态势及投资战略研究报告》，2016-10。

体检是目前健康服务领域较成熟的营利模式，也是客户接受度较高的健康服务品种。由于其客户基数大、利润率高、现金流稳定，各地体检中心如雨后春笋般地冒出来。为了充分挖掘客户资源的消费潜力，部分体检中心开始介入健康管理服务。但是由于体检中心的初始团队架构设置和工作重心的调整没有及时跟上，目前还没有发现特别成功的案例。不过由于体检中心拥有大量客户资源，具有最合适的服务切入点，只要操作得当，在体检中心基础上发展起来的健康管理公司将垄断健康管理行业的半壁江山。

2. 以中药调理为主导的营利模式

健康管理的重要理念在于预防。由于社会化进程的加速，压力的增加，亚健康的现象越来越严重。在西医的范畴中没有诠释亚健康的理论，但是中医却能解释这一现象，并提出了相应的解决方案。因此，近年来，中医理疗方案越来越被民众接受。另外，中药副作用小、针对性强，中医多种内病外治的方法也成为了健康管理的有效工具。因此，利用中医调理作为自身主要的营利模式也是现有健康管理企业一个重要的选择。但是中医调理对人力资源要求很高，有资质的、优秀的医师比较少，而且中医是一门经验型的学科，是着重临床的学科，用于健康管理的营利模式有待进一步探索。

3. 以资源整合为主导的营利模式

在此模式中，健康管理企业主要的职能在于整合当地的资源获得利益，主要针对当地现有的健康管理企业实力较弱的情况。由于当地的健康管理企业实力都不是很强，不能起到独霸市场的作用，因此当某一家健康企业想进入当地市场时，为了生存和发展，它可以充分整合现有企业的资源，实现企业之间优劣势互补，推出符合当地市场需求的健康管理服务，实现资源的最优化配置并实现盈利。

4. 以自我服务为主导的营利模式

此模式一般是依托大型的企业、大集团而产生的健康管理服务的子公司。该公司是为大集团的企业员工服务的。一些实力比较雄厚的企业为了提高员工身体素质，提高员工对企业的归属感，在企业原有的医疗卫生服务机构如医务室基础上扩展新的健康管理业务，成为独立核算的健康管理企业。这类健康管理企业在创业之初不需要考虑生存的问题，因为其母公司就能为其解决客户资源。企业在解决了生存问题之后，可以依托母公司的品牌优势、雄厚的财力更好地拓展客户，服务于市场。

5. 以技术服务为主导的营利模式

此模式是为其他的医疗机构或者健康管理企业提供技术支持的工具或者服务的健康管理企业。此类企业一般具有较好的技术研发能力，能提供专业化、标准化的服务，如标准化的体检报告、亚健康评估等。此模式可以利用网络的特性，提供服务时不受地域的限制，可为多个用户提供远程的服务。但此模式的企业必须能提供真正符合用户或者健康服务商需求的服务，才能获得较好的收益。

6. 以私人医生为主导的营利模式

此类健康管理服务企业主要服务高端的客户，利用私人医生的模式来获得商业利润。利用为用户提供人性化、私人化的细微服务来赢得市场。但目前医生资源比较稀缺，因此也限制了此模式的发展。

（三）健康管理服务的商业模式创新

1. 以慢性病管理为主要服务形式的健康管理服务模式创新

2015 年，我国慢病药市场规模销量总额达到 7,323 亿元（人民币），同比增长 7.30%，占总体药品市场的 53.30%。目前，我国已进入慢性病负担沉重的时期，每年由于慢性病死亡的人数占所有死亡人数的 85%，比例非常大，其中以心血管疾病和糖尿病为首。慢性病之所以谓之为慢性，是具有"病人数量多、医疗费用高、病程长、服务需求大"等特点。慢性病的治疗需多方面的配合，药物可以缓解一部分的症状，但是还需病人建立良好的生活习惯。在慢性病治疗过程中需要有效的患者教育和合规管理。与医院医疗资源的过度使用相比，药店更能帮助患者获得相关辅助治疗。因为药店的分布地点更接近病人，同时在一段时间内，该地区病人的数量稳定，因此很容易建立长期的依赖关系。

慢性病的治疗需要长期的健康的护理，这也将为慢性病管理健康服务产业的发展提供市场空间。

以慢性病管理为主要服务形式的健康管理把药店作为服务管理的机构。药店通过对会员进行疾病分组，配备专业医护人员，建立紧密的客户关系。以糖尿病患者为例，药店通过免费的血糖检测活动建立患者的健康数据库，通过数据分析给出合理的用药建议以及生活方式的监督指导，提高患者依赖性。同时对服务的患者进行长期的访问、跟踪、调查并进行复查，使其成为自身的忠实客户，实现精准营销。如图 8-3 所示。

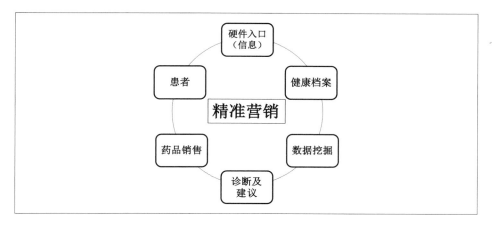

图 8-3　健康管理助力精准营销

移动互联网的发展，也促进了移动医疗的发展。一批拥有强大数据挖掘技术的健康管理 App 迅速成长起来。健康管理 App 接触终端用户的一个重要的渠道就是药店。众多的移动医疗 App 包括科瓴医疗在内的移动医疗企业为药店提供数据挖掘服务，参照大数据资源，帮助驻药店医护人员进行诊断，并通过患者往常数据分析给出专业性的治疗建议。

2. 店企合作"乐普模式"健康管理服务模式创新

分级诊疗是门诊发展的趋势。基层的医疗市场也将伴随这个趋势被完全释放。基层药店需要完善运营，做好产品及服务准备，才能承接基层市场放量带来的销量增长。药企看好药店对于患者的黏性，加入到药店健康管理建设后方，提供关于产品和服务的支持。其中乐普正致力于建设 1,500 家基层药店诊所，通过公司的软硬件资源，推动药店服务全面升级。

乐普医疗将基层药店发展成为企业接触患者的重要环节。乐普医疗选择有门诊资质的药店作为合作伙伴，选择疾病发生率较高、医疗资源较弱的县级地区作为服务对象，进行基层医疗服务及远程服务。在药店门诊医生问诊过程中，公司提供测血压或测心电的服务，取得患者健康数据，并通过移动终端的数据分析及挖掘能力，为医生提供治疗建议，协助完善处方。公司为患者建立健康档案，患者可在任何终端调取健康信息，并通过移动终端随时获得关于生活方式及用药规范方面的指导。模式如图 8-4 所示。

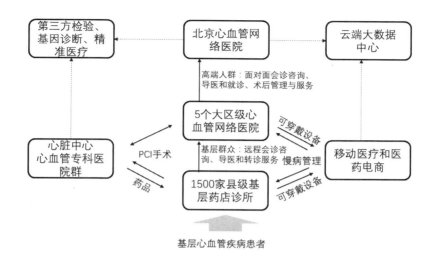

图8-4　店企合作健康管理服务模式

乐普在药店终端构架了远程诊疗系统平台。公司通过收购区域强势心血管专科医院扩大专业化医师团队，建立起三级心血管网络医院。

通过此终端平台，患者可以在附近的药店终端获得专业心血管医生的诊疗咨询服务和导医就诊服务。患者在接受诊疗咨询服务之后就可以直接在该药店买药。对病情严重的患者可实现直接转诊，带动医院终端销售。基层的卫生诊疗机构则是作为患者术后健康咨询和保健服务的场所，也可成为线下的实体诊疗的场所。至此，店企双方对患者的服务形成闭环，锁定患者用药全周期，建立紧密的客户关系。在此模式下，药店可以获得药品的销量，厂商可以获得利益，患者可以获得专业的医疗服务并节约了时间，实现三方共赢。

3.企业级健康管理服务模式创新

相较于个人健康管理市场近几年的蓬勃发展，企业级健康管理服务正走上快速发展的轨道。在美国，医疗健康投资领域纷纷看好企业级服务的商业模式。Maxwell Health 是一家为中小企业提供团体保险并帮助其进行员工健康管理的公司。美国保险公司数量较多，医疗保险结算体系较为复杂，Maxwell Health 可以帮助员工和企业简化保险操作，在 Maxwell Health 平台上随时查看保险计划并进行管理。与保险挂钩的是健康，因此 Maxwell Health 还为公司提供一些健身设备来激励员工保持健康饮食和加强锻炼，追踪员工的营养、睡眠及压力状况，并进行打分。根据综合打分情况，企业奖励参与健康管理的员工，比如保险的自付额折扣。Maxwell Health 的模式是将企业从健康"投资者"的角色转变为健康"管理者"，它的服务免费，其盈利模式是企业通过系统给员工购买保险时，对应的保险公司需要给 Maxwell Health 一笔费用。Maxwell Health 在 2014 年完成了 2,640 万美元的 B 轮融资。Sherpaa 是一个面向企业员工提供健康服务的平台，企业只需为每个员工支付 30 美元的月费，就能让员工享受实时的健康福利。具体的方式是：员工在 Sherpaa 开设的网络平台就健康状况进行问诊，就能获得来自医生和专家的专业健康建议。如果需要，医生还会上门出诊。截至 2016 年初，Sherpaa 已经拥有超过 100 家企业级用户。在国内，办公室白领普遍缺乏锻炼，咕咚、悦跑圈等运动社交平台瞄准这一需求，为企业提供健身服务。咕咚开通企业俱乐部功能，企业可以随时发起个人比赛、部门 PK 等跑步活动；悦跑圈则组织"企业跑团联盟"，组织企业员工参加各种跑步活动。这种模式不仅为运动社交平台集聚了大批白领人群，也为其打通了企业级健康管理市场的通道。

二、健康管理服务企业商业模式——对标企业分析

（一）专业的健康体检服务方——美年健康（002044）

1.商业模式及行业地位

美年健康〔全称为美年大健康产业（集团）有限公司〕始终致力于为公司客户、个人客户提供以健康体检为核心的健康服务。公司以高品质、专业的健康体检为基础，围绕专业预防、健康保障、医疗管家式服务等领域展开服务，为企业和个人客户提供一流的健康管理服务，引领国内健康服务产业健康有序地发展。公司依托庞大而精准的健康大数据及全国性、标准化、设备精良、团队专业的线下服务网络，逐步成为中国健康产业的重要入口以及为民众提供专业化、个性化医疗服务的高效平台。该公司有望成为健康管理和健康产业 O2O 的优秀服务载体，在重治疗转向重预防从而减轻全民医疗负担的国家战略中发挥重要作用，成为中国主要的医疗健康服务平台之一。

作为国内最大的全国性布局的体检连锁企业，美年大健康具有标准化、规模化、市场化、专业化四大优势，竞争力强。体检中心具有标准化程度高、可复制性强、服务具有一定半径的特点。当公司掌握了成熟的运营模式后，首先可以把先进的管理经验和运营模式运用在各连锁体检中心上，提高运营效率；其次可以最大化品牌效应；最后能够承接跨地区大型企业的体检业务。因此新增体检中心的边际成本是递减的。

公司通过自建和收购不断扩展覆盖面积和客户群体，目前已经成为国内最大的全国性连锁体检公司，在 2014 年底拥有 94 家体检中心。其发展历程如图 8-5 所示。规模化的好处包括：（1）可以向上游集中采购仪器和耗材，提高议价能力，降低成本；（2）充分发挥规模优势，降低管理费用率和销售费用率；（3）有充足的健康档案，

形成大数据平台，向移动医疗、慢病管理、医疗保险、药品O2O领域发展。我们认为，随着公司规模的扩张，公司收入将维持高增长趋势，管理费用率和销售费用率将逐渐降低，净利率将逐年走高。

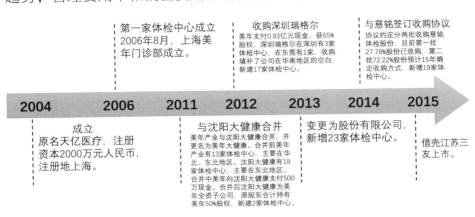

第一家体检中心成立
2006年8月，上海美年门诊部成立。

收购深圳瑞格尔
美年支付0.93亿元现金，获65%股权，深圳瑞格尔在深圳有3家体检中心，在东莞有1家，收购填补了公司在华南地区的空白，新建17家体检中心。

与慈铭签订收购协议
协议约定分两批收购慈铭体检股份，目前第一批27.78%股份已收购，第二批72.22%股份预计15年确定收购方式，新增19家体检中心。

2004　2006　2011　2012　2013　2014　2015

成立
原名天亿医疗，注册资本2000万元人民币，注册地上海。

与沈阳大健康合并
美年产业与沈阳大健康合并，并更名为美年大健康。合并前美年产业有13家体检中心，主要在华北、东北地区。沈阳大健康有18家体检中心，主要在东北地区。合并中美年向沈阳大健康支付500万现金。合并后沈阳大健康为美年全资子公司，原股东合计持有美年50%股权，新建2家体检中心。

变更为股份有限公司，新增23家体检中心。

借壳江苏三友上市。

图8-5　美年大健康的发展历程

2. 健康管理服务理念与未来核心战略

公司结合质量管理学中著名的PDCA理论，首创了PDCA健康服务管理理念，将Plan，Do，Check，Act四项引入公司的服务流程管理中，即通过检前、检中、检后、跟踪实施健康干预，进一步应用科学手段调理体质，再一次进行健康复查，通过周而复始的体检与管理相结合的循环过程，达成让每个人都健康的最终目的。同时又提炼出整个健康领域新的管理高度，形成了基本体检、深层次体检、医疗方案、健康保障四步循环。未来核心战略将进一步强化美年在专业体检领域的规模、体量、品质和影响力的领先优势；深度挖掘现有体检平台渠道、资源价值，开展综合医疗服务、健康管理等更多增值服务；重点开发体检平台累积的海量、专业精准数据，为下阶段发展人工智能、智能诊断和远程医疗打下坚实基础；建立"检、联、医、养"生态布局；定义最新体检标准，融入中医体检，基因检测和精准评估系统；发展以优健康、记健康为载体的互联网检后服务平台，以大象医生为平台的远程医疗网络；将慢病管理、专科医疗与专业健康险结合，完善支付保障；布局医养产业链，把美年优选产品、天地良药、养生养老服务以及未来的个人健康银行紧密捆绑，构建集团长期核心竞争力。

（二）家庭健康系统解决方案提供者——乐金健康（300247）

1. 商业模式及行业地位

乐金健康（全称为安徽乐金健康科技股份有限公司）主要生产销售桑拿设备、空气净化产品、健身器材等相关产品。自 2011 年上市以来，公司立足健康产业，积极利用资本市场平台，借助并购、参股等手段，围绕家庭健康空气、水、睡眠、理疗、按摩相关产品集成，整合相关产业资源，加快企业转型升级速度。公司经过多年的打造，已经成为健康产业的龙头公司之一。公司是目前国内少数拥有自主品牌并且以自主品牌销售为主导的企业之一。目前在行业中，无论是产能规模、资金实力、综合研发能力、营销网络体系还是品牌知名度，公司稳居业内领先地位。2015 年公司实现营业收入 429,219,404.88 元（人民币），同比增长 51.07%；实现利润总额 47,188,190.48 元（人民币），同比增长 106.64%；实现归属于上市公司股东的净利润 40,837,123.04 元（人民币），同比增长 110.15%。[1]

2. 家庭健康服务战略与经营举措

公司在原有产品基础上，积极衍生与家庭健康相关的其他品类，不断丰富和优化产品结构，目前已初步形成健康理疗、健康环境、健

---

[1] 乐金健康：《2015 年年度报告》，2016-03-23。

康养生等系列多元化产品类别，逐步覆盖家庭健康生活各个方面。公司的理疗产品系列、空气净化系列、按摩产品系列、健身器械系列等相关品类占公司主营业务收入的比重相对均衡，有效避免了单一产品市场依赖的风险。目前公司主要产品系列在同类市场具备良好的市场基础。公司正逐步转变成为中国家庭提供"家庭健康系统解决方案"的健康系统服务提供商。近年来，公司通过自身产品的不断丰富，使产业链和商业链不断完善，公司品牌的影响力不断增加。公司在专注产品及商业链完善优化的同时，不断借助资本市场平台，在与大健康行业相关的家庭保健和健康养生等领域，开展一系列的并购与重组，有效推动了公司业务向纵深和外延发展，目前已大有成效。

（三）领先的第三方体外医学诊断服务商——迪安诊断（300244）

1. 商业模式及行业地位

浙江迪安诊断技术股份有限公司是以提供医学诊断服务外包为核心业务的独立医学诊断服务机构，公司所处行业为体外诊断行业，通过精耕多年的"产品＋服务"创新商业模式，为国内医疗机构提供领先的体外诊断整体化服务。公司继续加快"产品＋服务"的产业布局（如图8-6所示），在西安、甘肃、合肥、郑州开设实验室，并通过投资整合IVD行业内最优秀的代理商，迅速补充诊断产品渠道覆盖，在强化浙江模式的同时，将整体解决方案服务模式扩展至北京、广东、新疆、云南等地区，进一步构筑区域竞争优势，凭借具有迪安特色的"服务＋产品"一体化商业模式成为体外诊断行业的领先者。

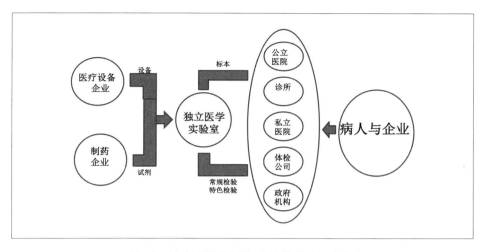

图 8-6　迪安诊断"产品＋服务"整体解决方案

2. 商业模式创新与投资潜力分析

迪安依托全国连锁化医学实验室的平台，致力于技术创新与商业模式创新，业务涉及诊断服务、诊断产品销售、诊断技术研发生产、司法鉴定、健康管理、CRO 等领域，并不断完善"服务＋产品"一体化的专业服务体系，"第三方医学诊断外包检测服务"＋"医学诊断设备、试剂销售代理业务"所形成的具有迪安特色的"双轮驱动"商业模式，能为处于不同发展阶段的医疗机构提供个性化的整体解决方案。迪安创造了诊断项目齐全、标本流程高效、诊断结果准确、咨询服务权威的第三方医学诊断服务模式，形成了整合营销竞争优势，确定了全国连锁化、规模化复制的扩张策略，通过纵向与横向的有效资源整合，加快全国布局速度，启动了公共检测平台的多服务领域拓展与上下游产业链的整合式发展战略。通过内生增长和产业整合，公司已成为国内规模最大、诊断项目开展最齐全的体外诊断整体解决方案供应商，拥有客户数量超过 12,000 家，实现了从高端三甲医院到基层医疗机构的全渠道覆盖。

（四）专业的第三方医学实验室体外诊断服务商——润达医疗（603108）

1．商业模式及行业地位

润达医疗（全称为上海润达医疗科技股份有限公司）主要向各类医学实验室提供体外诊断产品及专业技术支持的综合服务。公司的终端客户为归属于各级医院的医学实验室（主要是医院的检验科，又称临床实验室），还包括第三方医学实验室、体检中心、疾控中心和血站等其他医疗单位所属的医学实验室。公司从医院检验科高效稳定运行的需求出发，简化客户管理流程，降低管理成本，使客户能够专注于检验项目的规范操作，对实验结果提出正确解读或诊断建议，确保检验结果的质量。因此，公司针对检验系统运行特点构建的整体综合服务体系，包括了产品组合选择方案、专业技术服务团队与服务网络、信息化管理的仓储物流配送系统、全方位技术支持服务等在内的各项医学实验室综合服务，同时也为产品制造商提供销售支持及客户渠道管理等服务。

2．竞争力与投资潜力分析

公司自成立以来始终专注于体外诊断产品领域，经过多年经营实践，确立了以服务锁定客户的发展策略。针对检验系统的运行特点，公司通过构建完善的综合服务体系，全方位地契合了医学实验室的实际应用需求，已形成较为突出的竞争优势。其一，公司体外诊断产品涵盖了体外诊断领域绝大部分的检验项目，能够根据各级医学实验室对产品性能、服务内容和购买价格的实际需求，为其提供专业的个性化解决方案并有效实施；其二，公司可以为客户提供从售前到售后的全方位专业技术服务，确保检验系统的有效运转和检验工作的顺利开展，该服务包括但不限于产品性能价格比较、产品组合解决方案推荐、检验系统设计规划、信息化的专业冷链仓储和物流配送、专业的设备安装调试和应用培训、属地化快速响应维修保养等；其三，公司拥有国内同行业规模最大的专业化技术服务团队，秉持"以客户需求为导向，以综合服务为核心"的理念，服务执行力强、覆盖面广，具有主动性、及时性、专业性和前瞻性；其四，公司通过构建以SAP（System Applications and Products，企业管理解决方案）为核心的软件和信息化管理系统，形成了规范的信息化管理体系，系统覆盖了采购销售、技术和物流服务、客户关系、财务管理、质量控制等各个方面，实现了对数量庞大、品种繁多的仪器和试剂的有效管理，并且能够及时跟踪技术服务的效果，实时掌握客户需求的变化。

（五）努力打造"移动＋金融"的医疗资源整合平台——和佳股份（300273）

1. 商业模式及行业地位

和佳股份（全称为珠海和佳医疗设备股份有限公司）聚焦于医疗设备、医疗服务和医疗信息化三大医疗产业，其中，医疗设备产业旨在为客户提供医疗设备和科室及学科中心建设，产品和业务覆盖肿瘤微创治疗、介入超声、医用制氧设备及工程、医用洁净、医学影像、康复及常规诊疗设备等。医疗服务产业意在与国内具备深厚医疗底蕴及实力的医疗机构建立连锁康复医院；与各级医院合作建设血液净化中心；协助县级医院发展介入学科。医疗信息产业则专注于医疗卫生信息化解决方案研究与开发，为政府管理部门提供区域医疗管理服务系统；为医疗集团订制集团信息化管控系统；为医疗机构提供数字化医院整体解决方案、智慧医疗解决方案、远程医疗解决方案。同时努力打造移动医疗和医疗金融两大医疗资源平台。2015年，公司实现营业收入79,104.64万元（人民币），营业利润9,520.63万元（人民币）。

2.健康管理服务布局与竞争力分析

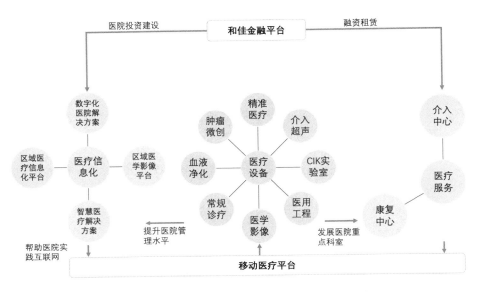

图 8-7　"3＋2"战略布局打造医疗资源整合平台

公司聚焦于"3＋2"（"医疗设备、医疗信息化、医疗服务"＋"移动医疗平台、和佳金融平台"）战略布局打造医疗资源融合平台，如图 8-7 所示。在立足医疗设备、医疗服务和医疗信息化三大产业的基础上，积极打造移动医疗和医疗金融两大医疗资源整合平台，对三大主产业进行业务支撑，推进公司业务向外延伸发展。移动医疗平台是根据国家医疗改革精神和医院信息化建设的方向，依托医院现有的信息化建设基础，借助移动互联网技术和实时通讯技术，打造第三方服务平台，面向患者和医院提供在线医疗咨询、远程会诊咨询服务和优化就诊疗程的技术信息服务。医疗金融平台主要在医疗健康产业、政府基础设施及公用事业、新能源等行业内开展厂商租、售后回租赁、咨询服务等业务。公司通过参股设立汇医在线进入移动医疗领域，通过与郑州人民医院医疗管理有限公司合作设立康复医院进军康复领域，以非公开发行股票募集的资金增厚恒源租赁资金实力、开拓医院整体建设业务，通过投资益源信通、成都厚立整合医疗信息产业链，通过投资德尚韵兴涉足精准医疗领域，通过设立和奇医疗加快血液净化中心的布局、推广。

■ 三、小结

人类在医学方面的伟大进步，使人们在健康受到损害之后，有了科学的方法判断病因，对症下药，并逐步恢复健康。近 100 年来，医疗行业在"治疗疾病"方面取得了很大进展，并发展出了一个庞大的医疗卫生产业。然而，传统的医疗行业特别是西医，其主要的产品和服务都集中在对疾病的诊断和治疗方面。而如今，热卖的口罩、空气净化器、有机食品、保健食品等在传统的医疗行业中并没有位置的产品，开始倍受消费者的宠爱。

有了病再去治，对身体已经造成了损害。随着人们生活方式的改变和环境的恶化，使人生病的因素越来越多，处在亚健康状态的人也越来越多。人们意识到，对健康问题必须从源头进行控制，仅仅对疾病做出反应是远远不够的。而保持健康，则需要在生活的各个方面，从食品饮料到个人护理、工作环境、休闲旅游、文化娱乐、甚至到生活方式和精神健康，都予以关注。由此，人们的健康理念就转变为大健康观念。"大健康"理念得以确立："预防"优先于"治疗"。

健康管理服务是以一种全面的方式对一个人或团体健康的危险因素进行管理，其目的是调动个人和团体的积极性，有效利用有限的资源，达到最大限度的健康。健康管理服务无论是健康管理服务模式和路径建立，还是健康管理技术、方法、数据聚合、集成、大规模数据挖掘的构建，都需要科学地利用信息技术和知识，否则健康管理服务难以实现。在当前的状态下，没有互联网，就没有工业产业发展的融合。同理没有"互联网＋"，中国的健康管理建设也将无法符合当代市场的需求。因此，健康管理建设也应该顺应市场的潮流，更新观念，改变传统的思维方式，将原有的健康管理＋信息化的理念转变为现今的"互联网＋"健康管理思想；打破健康管理服务信息孤岛；健康管理服务要借助"互联网＋"技术，有效指导预防和控制慢性病。

第九章

民营专科医院的大健康服务模式

近几年，风险投资机构和私募股权投资机构的融资交易量和披露交易金额达 15 宗和 2.50 亿美元。风险投资机构和私募股权投资机构的投资关注点主要是民营医院、专科医院。在近 10 年中，专科医院获得的融资交易量是风投机构和私募机构投资总量的 84%。民营专科医院为何能获得投资机构的青睐，究其原因，主要有两点：一是相对于综合医院来说，民营专科医院需要的投资资金较少，投资回报率高、投资周期短；其二是相对于公立的综合医院，专科医院提供了差异化的服务，以其特色的专科业务为主营项目，更适合连锁性经营。目前，国内的风投机构相继投资两个重点的方向：一个是高端医疗机构，另外一个则是专业连锁医疗企业。高端医疗机构如北京的宝岛妇产医院；专业连锁医疗企业如京城皮肤病连锁集团、爱尔眼科等。

据前瞻产业研究院统计，我国现有的医院并购交易都在增长。其中公立医院在 2015 年并购金额达 8.40 亿元（人民币），民营医院的并购交易则是公立医院的数倍，2014 年约为 60 亿元人民币，2015

年则为 39.40 亿元人民币，远远超过公立医院。如图 9－1 所示。[1]

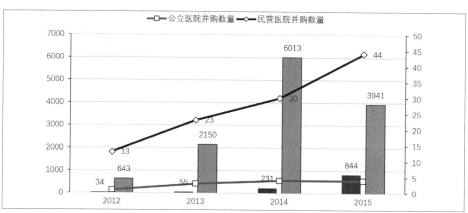

图 9－1　2012—2015 年我国民营医院＆公立医院并购交易对比（单位：次，百万元）

一、民营专科医院的大健康服务

（一）民营专科医院发展现状

民营专科医院是中国的特色医疗经营机构，其创办的资金大部分来源于社会出资。在我国始创于 20 世纪 80 年代，真正的发展期是在 2001 年中国开发医疗市场之后。民营医院在经营过程中，大多数以营利为目的，少数是非营利而通过政府补助维持经营。

2009 年新的医改开始实施，政府出台了一系列政策鼓励社会资本、民营资本进入医疗服务领域，并允许外来资金、私人资金投资医疗卫生服务，改善我国医疗卫生状况，之前民营医院发展的政策障碍逐渐消除。

近年来，随着支持民营医院发展的相关利好政策不断出台，民营医院数量也在快速地增长。前瞻产业研究院发布的《2017—2022

[1] 前瞻产业研究院：《2017—2022 年中国民营医疗行业市场前瞻与投资战略规划分析报告》。

年中国民营医疗行业市场前瞻与投资战略规划分析报告》显示，截至 2016 年 11 月，我国民营医院数量大幅度增长，由医改之初原有的 6,267 家增加至 16,004 家，年复合增长率在 15% 以上。与此同时，民营医院提供的诊疗服务量也在增长。在 2016 年 1—11 月，我国民营医院诊疗人数达到 35,561.70 万人次，占总诊疗人数的 12.27%，一直处于增长的态势。尽管在绝对数值上民营医院与公立医院的诊疗人数仍有较大差距，但可以看到这一差距在逐渐缩小。如表 9-1 所示。

展望未来，随着政策的不断扶持和资本的持续进入，民营医院将会有更好、更为规范的发展。

表 9-1　2010—2016 年民营医院 & 公立医院发展对比（单位：家，万人次，万人，%）[1]

	数量（家）		诊疗人数（万人）		出院人数（万人）	
	民营医院	占医院的比重	民营医院	占医院的比重	民营医院	占医院的比重
2010 年	7,068	33.79%	16,582	8.13%	799.5	8.39%
2011 年	8,440	38.40%	20,629	9.13%	1,047	9.74%
2012 年	9,786	42.24%	25,295	9.95%	1,396	10.97%
2013 年	11,313	45.78%	28,667	10.46%	1,692	12.08%
2014 年	12,546	48.52%	32,465	10.92%	1,960	12.75%
2015 年	14,518	52.63%	37,121	12.04%	2,365	14.70%
2016 年 1—11 月	16,004	55.66%	35,562	12.27%	2,313	15.02%

目前，民营医院的主要运营模式包括个人诊所发展成医院（此类医院一般位于居民人口比较聚集的地方或者是在乡村）；一些企业和个人通过兼并和投资改制发展的独立或股份制医院（规模相对比较中等）；中外合资合作医院；公立医院转制；等等。民营医院由

---

[1] 前瞻产业研究院：《2017—2022 年中国民营医疗行业市场前瞻与投资战略规划分析报告》。

于资金和人员的限制，一般专注于专科医院（如骨科、妇科等）、中医、民族医院。但是它具有灵活的机制、多方位的宣传、低廉的价格和优质的服务等优点。我国人口众多，对医疗的需求也日益多样化，同时公立医院的资源相对比较稀缺。民营医院的这些优点可以满足一部分医疗市场的需求，成为我国医疗卫生事业的重要组成部分。

（二）民营专科医院的大健康服务项目

　　低门槛的特色专科是民营医院的主要经营项目。在过去数年中，特色专科诊疗是民营专科医院的主要增长点，其中增长最快的是妇产科，其次为美容整形科和口腔科，再次为康复、眼科、骨科等。从2003 年至 2012 年，妇产科医院从原有的 23 家扩增为 432 家，年复合增长率为 39%，居民营医院增长数量之首。整容科医院和口腔科医院增加率为 18% 以上，其他专科医院也有 14%—17% 的增长速度。

　　上市公司介入多为探寻产业链延伸，上市公司在看好医院产业蛋糕的同时，通过产业链延伸与主业契合，更好地发挥协同效应（如图 9–2）。除了爱尔眼科、通策医疗两家专业的医疗服务类上市公司，多数制药公司从相应的细分市场切入。如马应龙的肛肠医院、中源协和的干细胞医院、康美药业的中医院、华邦制药的整形美容医院等。其中马应龙在 2009—2011 年，通过新建、并购方式，已拥有 5 家肛肠医院，武汉、北京、西安三家肛肠医院已实现盈利，集团规模初具雏形。

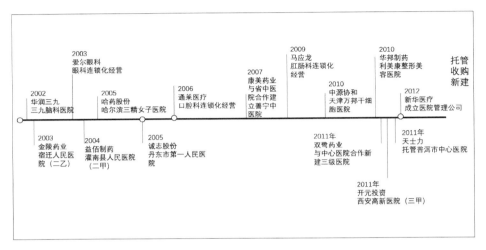

图9-2　上市公司介入投资专科医院

（三）民营专科医院的商业模式创新

1.特色专科医院模式

中国的民营医院主要集中在专科医院，如康复、心血管、肿瘤、妇产科等。相对于综合医院来说，专科医院规模相对较小，风险相对较小，使得民营医院与公立医院、综合医院在竞争时能有自身的竞争优势。特色专科医院在发展过程中，主要利用其医疗技术上的竞争优势作为其核心竞争力。因此，民营专科医院在发展过程中也将专业技术上的优势发扬光大，作为其立足资本。

2.专科连锁医院模式

目前，民营医院逐渐规模化运营，专科连锁及综合性医疗集团成为发展趋势。从事专科连锁的民营医院有爱尔眼科、恒康医疗、民生耳鼻喉连锁医院等。而综合性医疗集团有凤凰医疗、信邦制药、复星医药等。

3.境内外民营资本投资模式

境内外民营资本的投入，是我国民营专科医院的另一种创新模式。据国内外医疗卫生行业发展的经验分析，民营资本投入越活跃，投入的资金越多，越能促进卫生医疗的发展。从大的层面讲，民营资本注入医疗卫生机构，能促进整体社会医疗公共事业的发展，能提高民众的医疗健康发展水平；从中观层面来看，民营资本注入医疗卫生机构，可以促进医疗体系的稳步运行，可吸引更多的资本投入，形成良性的循环；从小的层面来分析，民营资本注入医疗卫生机构，可以让医疗机构引进更多、更优、更先进的医疗设备和医疗投入，促进医疗卫生机构服务获得患者更多的认可。因此，民营资本的投入可以让政府、医疗单位、投资机构、民众各方都获得利益。

4. 风投、私募资本介入模式

在政策暖风频吹下，大量资本开始介入民营医院。据德勤报告，2013 年至 2014 年 7 月，VC/PE 融资交易量和披露交易金额已分别占到过去 10 年总量的 27% 和 39%，达到 15 宗和 2.50 亿美元。风险、私募股权投资机构的投资关注点主要是民营专科医院。在近10 年中，专科医院获得的融资交易量是风投、私募机构总投资量的84%。投资领域主要是专业的高端的专科医院，如新世纪儿童医院、温州康宁医院、北京妇产医院和专业连锁的专科医院如爱尔眼科等。

二、民营专科医院大健康商业模式——对标企业分析

（一）全国连锁的眼科医疗机构——爱尔眼科（300015）

1. 商业模式及行业地位

公司主营业务为眼科医疗服务与视光医疗服务，其中眼科医疗服务主要包括准分子手术、白内障手术、眼前段手术、眼后段手术和其他手术。公司独具特色的"分级连锁"商业模式（如图 9-3），高度适合中国国情和市场环境，通过"总部统筹指引全国发展，上级医院

支持下级医院，下级医院支撑上级医院"的实施路径，不断完善管理体系，壮大人才团队，提高资源共享效率和品牌广度深度，形成了全国化与国际化发展的格局，实现了经济效益和社会效益的和谐统一，为保持长期健康快速发展奠定了扎实的基础。爱尔眼科作为社会办医的领先者，是国内规模最大的专业眼科连锁集团，在技术、服务、品牌、规模、人才、科研、管理等方面形成了较强的核心竞争力，多家成熟医院在门诊量、手术量、营业收入等方面逐步占据当地最大市场份额。同时，公司持续创新发展模式、管理体系和激励机制，加快推进国际化进程，利用和整合国内外医疗资源的能力不断增强，公司的行业领先地位将得到不断巩固和提升。

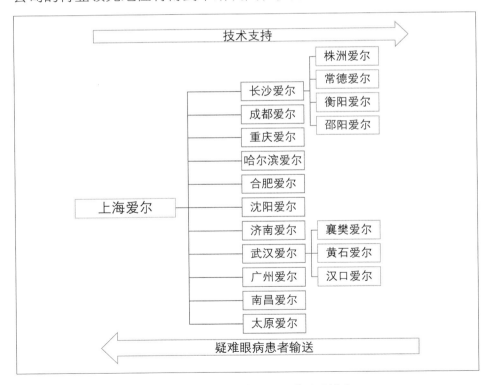

图9-3　爱尔眼科"三级连锁"商业模式

2. 竞争力与投资潜力分析

公司完善分级连锁体系，通过双轮驱动发展模式，加快战略布局。公司向其他省份快速复制湖南、湖北区域网络布局经验，纵向推进各省区域内地级医疗网点的建设，进一步下沉网络渠道。2015年，公司新增宜章爱尔、长沙湘江爱尔、许昌爱尔，成都东区爱尔、娄底眼科医院、荆门爱尔、孝感爱尔以及自贡爱尔康立眼耳鼻喉医院等网点，同时，爱尔产业并购基金已在全国各地布点眼科医院。公司分级连锁模式顺应了国家分级诊疗政策，实现了资源配置的最优化和患者就诊的便利化。视光业务是面向幼儿到老人全年龄段的业务，以解决近视、远视等眼科疾病为主，是绝大多数人群的刚性需求。公司通过科学系统的检查体系，提供精准的视力检查方案，形成了显著的竞争优势，推动视光业务快速增长。随着中国逐步进入老龄化社会，中国白内障手术的需求将持续扩大，同时居民支付能力的提高为其持续增长和结构升级创造了条件。准分子手术潜在的市场空间巨大，相对于中国的人口基数来说，国内准分子手术渗透率比较低，公司通过与国际先进水平保持同步技术升级，满足患者对高中低端手术的不同需求。同时，公司通过专业学组、学科建设，以及建立专科事业部等统筹经营机构，大力发展眼底病、青光眼、角膜病、斜视及小儿眼病、眼眶及眼整形等全眼科项目，促进其快速发展，从而培育更多的增长支柱。随着基层首诊、分级转诊的逐步推进，医疗需求的重心将不断下沉，基层的市场机遇将不断增多，市场空间将逐步扩大。为此，爱尔眼科顺应改革趋势，通过发展模式创新，加快向地市和县域下沉网络，加快优质医疗资源的横向、纵向流动，在集团体系内打造医生多点执业的平台，为基层患者提供优质的眼科医疗服务，进一步强化公司的发展根基，扩大覆盖面和提高渗透率。

（二）民营医疗服务的投资者——通策医疗（600763）

1. 商业模式及行业地位

公司从事的主要业务为医疗服务的投资。公司自进入民营医疗领域以来，在口腔医疗服务领域推行"旗舰总院＋分院"的模式进行布局与扩张，并在努力做好、做实口腔医疗服务的同时，通过引入国际著名品牌和技术，进军辅助生殖医疗服务领域，打造辅助生殖市场领先地位。公司目前主营业务收入为口腔医疗服务收入和辅助生殖医疗服务收入。2015 年是公司秉承服务即营销，所见即所得，标准化管理的基本理念，深耕各细分市场的一年；也是公司开拓创新，拓宽医疗服务领域，提升专业化服务能力，创造整合协同效应的一年。公司实现营业收入 762,355,694.38 元（人民币），比前一年同期增长 30.59%；归属于上市公司股东的净利润为 192,481,831.87 元（人民币），同期增长 74.79%。公司营业收入主要是口腔医疗服务收入，公司旗下各主要子公司经营业绩持续增长。

2. 竞争力与投资潜力分析

公司通过调整内部产业结构，不断扩大新的利润增长领域；通过整合引进新技术、新项目，不断扩大利润增长点布局。2015 年，公司下属子公司杭州口腔医院、宁波口腔医院等主要医院经营业绩持续增长。公司将开展基于工业 4.0 制造软硬件医疗服务一体的数字化正畸业务，基于"互联网＋"的生殖医疗技术和资源整合平台业务，基于 O2O 的三叶儿童口腔连锁管理业务，从而进一步提高公司的核心竞争力，提高公司持续盈利水平，培育新的利润增长点，为公司和股东争取更多的投资回报。

（三）肛肠健康守护者——马应龙（600993）

1. 商业模式及行业地位

马应龙以肛肠及下消化道领域为核心定位，深化实施品牌经营战略，推行"目标客户一元化，服务功能多元化"的思路，集药品经营、诊疗技术、医疗服务于一体，为肛肠病患者提供综合解决方案。公司药品制造业务集中于肛肠治痔、皮肤、镇咳、特药等治疗领域，拥有马应龙麝香痔疮膏、麝香痔疮栓、龙珠软膏等20多个品种的独家药品，可供生产的国药准字号药品超过100种。公司控股和经营10家肛肠连锁医院和医疗机构，总经营面积超过30,000m²，病床数量达到1,150张，汇聚了一批在中国肛肠病治疗领域具有影响力的专家领衔的医生团队，能够为肛肠病人提供全套的综合性诊疗解决方案。据中康资讯最新《痔疮用药市场竞争态势研究》数据，马应龙在痔疮药品零售市场的占有率达48%，成为治痔领域领导品牌。

2. 竞争力与投资潜力分析

公司通过旗下子公司武汉马应龙大药房连锁有限公司及其控股的湖北天下明药业有限公司开展医药零售和批发业务。马应龙大药房零售网点覆盖武汉三镇，主要开展药品、中药饮片、保健食品、医疗器械、日用品、食品、化妆品的零售业务。天下明药业的医药批发业务包括零售终端药品配送、医药商业分销、医疗机构药品配送等，形成了以经营进口药品、合资药品、国内名优药品、基本药物品种、中药饮片为主导产品的经营体系。

（四）投资糖尿病专科医院的中医药企业——贵州百灵（002424）

1. 商业模式及行业地位

公司是一家集苗药研发、生产、销售于一体的医药上市公司，独家苗药产品银丹心脑通软胶囊、咳速停糖浆及胶囊和非苗药产品金感胶囊、维 C 银翘片都是公司主要盈利产品，上述产品在心脑血管类、咳嗽类、感冒类中成药市场中都占有一定的市场份额。公司上下坚决贯彻董事会制定的"强化公司在苗药领域的龙头地位，力争成为中成药领域具有核心竞争优势的企业"的发展战略目标，以实施"科技苗药、文化苗药、生态苗药"为抓手，扩大既有的优质苗药资源的规模和效益，同时深耕苗药的宝库，加快苗医药一体化项目（中医糖尿病医院）的开发和推广运用，持续加大科技投入，逐步加强管理团队的建设，促进营销队伍能力的增长，药品生产、质量管理的规范合理，成本控制工作的有效推进，使公司治理结构不断完善，风险管控能力得到加强，企业盈利能力提升明显。

2. 竞争力与投资潜力分析

公司引进"互联网＋"创新业务模式，紧紧抓住国家对"互联网＋"、医疗改革和医疗信息化建设高度重视的良好机遇，打造公司业务的信息化建设，公司与贵州省卫生和计划生育委员会、深圳市腾讯计算机系统有限公司签订了《贵州"互联网＋慢性病医疗服务"战略合作协议》，三方将在慢性病信息管理和新型医疗服务模式领域展开全面探索和合作。这将有利于促进公司与互联网的深度融合，发挥公司业务之间的协同效应，进一步完善和加强公司的产业链布局。公司中医糖尿病医院将有效利用现代信息技术，发挥远程医疗服务的优势，为广大患者提供远程医学信息和更便捷的医疗服务。公司中医糖尿病医院及糖宁通络胶囊已获批纳入贵州省医保、贵州省新农合体系，同时糖宁通络胶囊还获批在贵州医科大学附属医院、中国贵航集团三〇二医院、遵义医学院附属医院、安顺市人民医院、铜仁市人民医院、黔东南苗族侗族自治州中医医院等 16 家医疗机构调剂使用，医院试营业阶段各项工作进展顺利。截至报告期止，公司中医糖尿病医院共接待患者 11,700 余人次，医院总收入 1,542 万元

（人民币）。公司苗医药一体化项目（中医糖尿病医院）的不断发展，将为公司带来新的盈利增长点。

（五）整形美容医疗服务提供商——华韩整形（430335）

1. 商业模式及行业地位

公司通过下属南京友谊医院、青岛华韩医院、北京华韩医院、四川悦好医院和长沙华美医院为国内外以企业白领、公务员、学生、自由职业者等为主的求美者提供融安全、美丽、艺术及文化于一体的高品质整形美容医疗服务。公司共 99 名医生（归属于整形科、皮肤科、牙科等，其中包括 5 名韩籍医生，25 名副主任以上医生）和 139 名护理人员。公司于 2015 年 8 月完成 558,167 股的股票发行工作，募集资金 3,349,002 元（人民币）；2015 年 11 月完成 7,000,000 股的股票发行工作，募集资金 70,000,000 元（人民币）。2015 年 11 月公司收购了四川悦好医学美容医院和长沙华美诺德医疗美容医院。公司下属整形美容医院营业面积不断扩大，份额进一步得到提升。

2. 竞争力与投资潜力分析

公司下属南京友谊医院是全国唯一一家既被评定为三级医院又获得国际 JCI 认证的整形外科医院，同时符合国内、国外最高等级的规范化标准。公司将南京友谊医院多年积累的管理经验和运营标准在公司内部进行复制，公司旗下医院在医疗流程上都将参照执行 JCI 标准。公司下属 5 家医院一贯秉承"金牌标准"的服务准则，为消费者提供感动服务，让其在获得安全和满意的医疗效果的同时享受到难忘的服务体验，以此增加黏性。规范化的可复制的医院管理体系为公司未来的连锁扩张打下了坚实的基础。公司未来仍将坚持正规医院资质和较大单体规模的连锁扩张模式，在确保医疗安全和质量的前提下获得规模效益。

（六）外资医院在中国的成功典范——和睦家医院

1. 商业模式及行业地位

和睦家医院将美国的医院管理模式在中国成功落地，是真正意义上的国际医院；提供从预防保健、疾病诊断、治疗到康复的连续性医疗服务并贯穿人的整个生命周期；根据国际化标准构建医疗体系，医疗模式、服务模式、管理标准皆参照国际化标准建立。和睦家连续4次通过国际 JCI 评审与美国病理家学会 CAP 认证，成为众多高端人群信赖的医疗服务品牌。和睦家不仅是社会资本办医的先行者，也是诸多医疗模式、服务模式的领航者，并且立足循证医学，早在2009年就率先通过博客、微博开展患者教育及科普问答，是国内最早建立运营微博微信账号的医疗机构，也表现出和睦家盘仲莹院长对于"互联网＋"医疗的开放心态。

2. 创新举措及影响

2015年，和睦家应邀成为阿里健康第一批入驻天猫的外资综合医院（如图9–4），全面打造医疗 O2O 的新型营销模式。为患者提供安全、高品质的医疗服务是和睦家与阿里健康达成的共识；一切为患者的利益着想，聚合提供优质医疗资源，不单纯从商业经济价值来判断，让患者在温馨、关怀的环境中，享受一站式全方位的医疗服务。通过天猫公开透明展示和睦家的价格，让更多对国际品质医疗服务有需求的患者真正了解、认识和睦家，体验到在自己身边的高端医疗服务；在网络上和患者的互动中，和睦家在帮助患者的同时，也不断在顾客的意见中完善自我，为大家提供更加贴心、优质的服务。

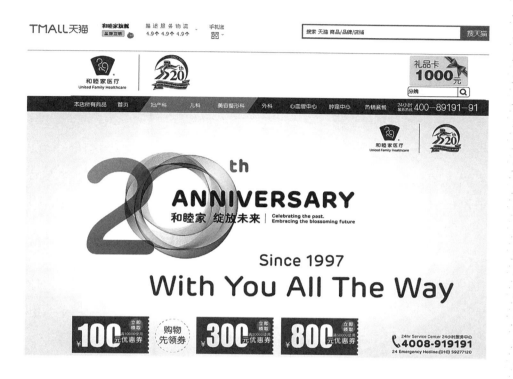

图 9-4　天猫商城的和睦家医疗旗舰店

三、小结

自改革开放以来，民营医疗机构得到了快速的发展，其发展优势是依托自身的特点如规模小、经营成本低、服务方式灵活等。近年来，民营医院在医疗专科方面得到了长足的发展，特别是心脏外科、整形美容科、妇科、男科等。民营医院的发展受到了多方面的重视，也有了很好的表现，如在牙科、妇科等方面，其专业水平有了很大的提高。相较于综合医院、公立医院人满为患的场景，民营医院优良的就医环境和良好的服务态度使消费者获得了良好的就医感受。依托这些优势，民营医院得到了较好的发展。

当然，我国民营医院在发展过程中还存在一些问题。民营专科医院要想发展得更好，还需要注意以下几点：首先，要扬优势。民营医院需要认清自身的优势，加大对自身专科优势的软硬件设备的投入，配置国内外先进的专业技术和医疗人员，提高医疗的准确度，避免误诊，吸引更多患者就诊。其次，补足自身不足。民营医院创建特色专科医院时最大的不足，在于医务人员的素质和人力资源的缺失。因此，要根据发展的需要，大力引进高素质的人才，包括医务人员和管理人员，增加对具有专业学科优势的医务人员、管理人员的引进和培训，壮大民营医院的实力。

第十章

大健康领域的跨界投资与
商业模式重构

2013 年 9 月，国务院发布的《国务院关于促进健康服务业发展的若干意见》中提到，要鼓励民营资本和私人资本投入医疗公共卫生事业，促进社会化医疗，完善社会办医疗机构设立审批的属地化管理。鼓励社会力量举办养老产业、健康管理和专科医院等大健康业态模式，加快社会办医类机构发展。大健康概念大行其道，众多企业、资本开始看好大健康的未来，跨界投资此起彼伏。

跨界投资将促使大健康医疗行业快速改革，推动行业的发展。现有的互联网行业得到了长足的发展，互联网行业的大佬们也将目标转向大健康医疗行业。2014 年马云在慧眼网医药这个第三方医疗网上平台投入了 10 亿元（人民币）。互联网企业将自身的业务拓宽，将手伸向医疗、保健行业。地产行业、险资企业、传统百货零售企业等都向大健康转型。2015 年 6 月，恒大地产杀入大健康产业，在广州成立恒大互联网社区医院，同时，在天津，恒大原辰医学美容医院也正式开业。恒大大健康覆盖了社区医院、国际医院、美容、养老等业务。险资企业如中国人寿、中国平安也在加紧调整行业布局，提出"大健康、大养老"战略。传统百货零售企业新世界也在进行行业转型，希望能实现百货零售、大健康两大核心业务协同发展。

一、大健康领域跨界投资的机会、商业模式与创新趋势

（一）各领域大健康跨界投资的机会

1. 农业的大健康跨界发展

农业，一般从产业链的上游——基地做起，逐渐向下游发展：一开始搞基地建设，逐步走向原料贸易——餐桌食品——深加工的快消品——健康产品。产业越发展，就越追求现代化、高价值和健康化，这是产品和产业的升级。比如中粮屯河是典型的农业产业化企业，它在产业的最前端有种苗和基地，中间有大桶番茄酱出口贸易产品，餐桌食品和快消产品有调味番茄酱和番茄汁等果蔬饮料，在健康价值的最高端也是产业的最末端有纯天然保健品番茄红素。"健康化"几乎已经成为食品特征的必需，比如原来清一色的高温杀菌利乐包奶，开始让位于低温奶和"健康奶"。蒙牛的"新养道""优益 C""冠益乳"，伊利的"谷粒多""舒化奶""畅轻""每益添"等，都宣称具有明显的健康功效。中国蛋品品牌中的老大"神丹"，在皮蛋、咸蛋、鲜鸡蛋等传统品类蛋品领域领先的基础上，酝酿推出有 1,000 多年传统历史的醋蛋健康饮品——"神丹一号醋蛋液"。

2. 健康业的大健康跨界发展

健康业企业一般从产业链的下游做起，逐渐向产业链的上游延伸：一开始搞健康产品，甚至就是纯粹的药品，之后将健康产品食品化、快消化、日常化，以更方便、有着确实健康疗效的食品惠及消费者。再后来，像搞农业一样搞建设基地，从原料端确保药品和健康食品的品质。至此，健康产业越来越像农业和离不开农业。健胃消食品牌的老大——江中制药，9 年前就已布局"中药食品化"。首

先是保健品，江中制药相继重磅推出看望病人的礼品"归元"和高端商政礼品"参灵草"，之后又发力健康食品，在区域市场强势推出"猴头菇饼干"，促进产品健康化、日常化和快消化。东阿阿胶早在2007年就推出了健康食品"桃花姬"阿胶糕；宛西制药集团凭借旗下仲景大厨房食品公司，推出仲景香菇酱、仲景山药粉等健康食品，并且沿着产业链一直做到了最前端——基地，俨然是个农业企业。修正药业、同仁堂也在开发高端滋补品。如今的大品牌中药企业都非常重视自己掌控的药材基地。

3. 药业企业的大健康跨界发展

药企从未像现在这样热衷于生产各式新奇的饮料、各种功效的牙膏以及药妆，他们给这类行为冠以"大健康"战略。但究竟什么是"大健康"？如果把这个问题抛给10位医药企业老板，也许会得到10种不同的答案，因为当前对于"大健康"，官方尚无明确的解读，业界亦未达成统一的共识。尽管如此，众多投身于大健康产业的药企，几乎都会抱有类似的幻想：也许我的这款牙膏，能够创造像云南白药牙膏一样的奇迹；也许我的这款功能性饮料，能够创造像王老吉一样的辉煌。

当前，众多药企无一不是从日化、食品和饮料等快速消费品领域来切入大健康产业，因为在大健康领域有"教科书式"的产品：云南白药的牙膏和广州医药集团的功能饮料王老吉，以及充满江湖恩怨的加多宝。因为这类快消品消费量极大，如各种凉茶产品少说也有300亿元（人民币）以上的市场，如果是一种纯粹的药品，很难达到这样的销量，因此想进入更大容量的市场是大家很自然的选择。于是，在市场上，江中集团的猴菇养胃饼干、马应龙的药妆和天士力药业的即溶普洱等，都被各家企业冠以大健康产品。

4.互联网企业的大健康跨界革命

在"互联网＋"大潮中，移动医疗和移动健康管理已成为大健康领域投资和关注的热点，但尚未出现清晰、成功的商业模式，各个企业都在各自的细分领域摸着石头过河。这一波移动大健康产业链形成的过程看似"跨界""虚拟"，却对大健康产业的诸多环节产生革命性的意义，与行业内传统药企一味追求新概念产品相比，这类跨界企业的探索要有价值得多。

关于大健康产业，传播最广的一句话来自马云："下一个超过我的人，一定出现在健康产业！"马云既然有这样一个战略判断，在大健康产业的布局自然不会落后于他人。从 2014 年下半年至今，支付宝未来医院计划、阿里健康云医院（"医蝶谷"）、云上医院（"阿里云"）等围绕阿里巴巴大健康蓝图的构想陆续落地，三者都是对传统医疗流程的再造。

眼下，患者就医面临的困难有转诊不畅、成本太高等。各医院之间信息闭塞不通，实现患者信息在区域性医疗机构间的有效流转是云上医院未来的目标之一。阿里健康云医院将改变传统的医生单方面受雇于医院的模式，而是使医院和医生以合伙人的形式展开合作，将各地医生资源拉到平台上，为患者提供咨询服务，打破以往的物理界限。

所有这些探索的最终目的是实现健康、医疗数据的百川入海，使其进入到阿里云这个云计算平台，围绕大数据为患者提供各类健康管理服务，让健康大数据的分析成为可能。如果说阿里健康云对大多数人来说太"云端"的话，丁香园作为一个健康知识普及者的角色则接地气得多。

2014 年 9 月，腾讯以 7,000 万美元入资医疗健康互联网公司丁香园，成为近年来金额最大的互联网医疗投资事件。丁香园是全世界最大的网上医生社区，拥有 200 多万名医生会员。因此，丁香园一家的估值，在业内被认为超过了所有其他医疗互联网公司的总值。

互联网时代，网络上存在着大量的虚假、夸张、错误的健康信息。现实中，医疗和健康知识的不对称也导致了健康知识的极度稀缺。因此，丁香园创始人李天天对于丁香园的首要定位，就是扮演一个可靠权威的健康知识提供者的角色。

5. 房地产企业的大健康跨界投资

与阿里巴巴和丁香园这类掘金者相比，房地产企业在大健康领域的探索备受诟病。毋庸置疑的是，当前绝大多数转型做健康产业的房地产企业依然在变相做房地产，如养老地产、旅游养生地产等。细数这一波转型的房企，恒大的探索让人眼前一亮。在玩转了足球、矿泉水、奶粉及粮油等跨界产业后，恒大集团董事局主席许家印再次将目光投向了大健康，恒大是目前唯一拥有健康产业上市公司的房企，旗下的恒大健康已在香港成功上市。

2015 年 6 月，恒大健康联手南方医科大学建立恒大南方健康管理中心，同时恒大旗下首个互联网社区医院也在广州正式落地。房地产企业在日常健康监控、体检、社区医疗、康复养老服务等领域具有得天独厚的优势，但遗憾地被忽视了，而大健康产业最核心的一点是要解决健康服务"最后一公里"的问题，即就近提供健康服务。未来恒大将依托旗下 400 多个社区楼盘，为业主建立健康档案，并持续跟踪收集个体的健康数据，同时嫁接和积累专业的健康管理资源，进而提供个性化的健康服务。

（二）大健康领域跨界投资的商业模式

1. 从医疗端向保健端前移

人们的健康观念已发生深刻变革，新的需求带来的是新的消费。

越来越多的人意识到"未病先防"的重要性。"治未病"、慢病管理、养生膳食、美容抗衰老、运动保健等正成为消费市场的生力军。消费者自觉地将"健康管理"提上日程，追求科学的健康生活。

我国有减肥需求的人员多达 5 亿，为此，健康管理公司绿瘦加大前端布局，与社科院中国数据研究中心合作成立了国民体重管理研究院。绿瘦推出体重管理服务，提供个人化订制的运动和膳食方案，对用户生活习惯的健康因素进行全面管理。从单纯减肥到体重管理，绿瘦通过控制前端，提高用户黏性，进而导流到电商平台绿瘦商城，并提供其他增值服务。截至目前，绿瘦已为超过 1,000 万用户提供了体重管理服务。

同样划分人群、从小众需求切入的还有大姨妈。专注女性健康管理的 App 大姨妈精准切入女性经期健康这一市场，以"工具＋社区"模式经营社群经济。大姨妈目前拥有 8,000 万用户，按照创始人柴可的计划，大姨妈不仅要与女性健康用品厂商达成深度的独家合作，进行电商精准投放，还将开启垂直电商模式，借助平台带来的数据支持，帮助用户选择最贴合自己的产品。

菜谱网站和应用普遍聚焦于教你如何做一道美食，很少从健康和个性化的角度给出建议，但美国公司 Zipongo 却将两者结合起来。Zipongo 专门为用户制订健康饮食计划，像医生开药方一样开出饮食处方，也就是食疗。用户支付小额的月费之后，Zipongo 通过移动端帮助用户规划他们的菜谱，选择健康的食材和提供饮食规律建议。Zipongo 和很多食品供应链有合作，使它在帮助用户购买营养食品时获得回报，这是它商业化收入的来源。

在美国，还有一家主打健康服务的 O2O 公司非常红火。这家在线技师预约平台 Zeel，提供包括按摩疗法、个人训练、瑜伽、针灸、营养咨询等服务，盈利模式是从每个预约中收取 10% 左右的预订费。

Zeel 最大的优势是专业性，其平台上已有 1,000 多名专家、3 万名通过认证的健康执业医生。用户不仅可以在平台上看到服务评价，还可以在问答论坛里进行咨询，由专家解答各种问题。可见，从专业的角度去提供服务，是泛健康类产品最重要的特点。为了提高用户体验，Zeel 在用户首次预约卧式按摩服务时会免费赠送一套简易的可折叠按摩椅，这无疑是一个增强用户黏性的好办法。

个人健康管理其实是一种体验经济，解决用户健康问题只是健康管理最基本的层面，用户改善健康的过程才是最主要的。

2. 身边的"一站式健康管家"

有观点说，中国人一辈子的积蓄至少一半都花在了医院，不过，绝大多数人都没有自己的健康管理档案。

新元素医疗公司将健康管理下沉到社区和企业，在深圳和广州建立了 500 多个健康小屋。一方面，健康小屋可以对用户进行健康指标的监测和评估，生成个性化的健康管理方案；另一方面，健康小屋与大型医院合作，建立了线上保健中心，实现数据与服务的互联互通。新元素医疗建立的"线上保健中心＋健康小屋"模式，将诊前、诊中、诊后的健康服务贯穿起来，为用户量身打造全程健康管理套餐。这种模式不仅将大医院的优质医疗服务延伸到院外，还把健康管理做到了居民的身边。在盈利模式上，新元素医疗一端向 200 多家合作医院收费，一端收取用户的健康管理年费，同时还可以将健康小屋作为销售终端，出售可穿戴和移动医疗设备。另外，新元素通过与保险公司合作，在保险套餐中提供健康管理服务分享利益。

3. 人体健康彻底数字化管理

健康管理一个理想化的状态是：基因、饮食、运动、生活习惯、体征等都可以成为随时采集的健康数据，用于疾病预防和治疗。未来的医疗健康产业，数据的应用将带来不可估量的商业价值，一些新的商业模式随之产生。可穿戴设备、工具社区、体检、病历处方等数据采集的入口和终端，泛大健康领域公司蜂拥而至。

在很长的一段时间里，癌症这个名词几乎就等同于绝症。但美国公司 Flatiron Health 却试图通过对全世界肿瘤数据的挖掘整合和分析，为癌症的精准治疗提供帮助。Flatiron Health 的创始人在与许多肿瘤学家和癌症治疗中心交流之后发现，对于肿瘤的数据分析并不能套用一般的大数据分析方法，需要建立专门针对肿瘤的数据分析模型，而这一领域几乎是空白的。空白意味着商机。Flatiron Health 具体的做法是，建立专门针对肿瘤的云数据存储和分析平台，不仅可以从电子病历中抓取癌症患者的信息，还能对杂乱的信息进行分类整合，找出有价值的数据。针对癌症对于大数据分析的特殊要求，Flatiron Health 能抓取医患之间各阶段的交互数据。不管这些数据是多模态的，还是非结构化的，他们都可以利用云平台模式，对不同类型的癌症数据有针对性地进行比较分析，并将数据反馈给医生，帮助其制定更好的治疗方案。Flatiron Health 推出的平台上已经入驻了 2,000 多位临床医生客户和 200 多家肿瘤医疗中心。在盈利模式上，Flatiron Health 通过和药企合作，将数据结论应用在药物研发、临床试验等方面。2016 年 1 月，Flatiron Health 获得了罗氏集团领投的 1.75 亿美元 C 轮融资。无独有偶，Flatiron Health 在中国的对标公司思派也在 2016 年初获得了千万美元级的 A 轮融资。

事实上，已经有许多医疗机构和企业将目光聚集在医疗数据的挖掘和分析上，这无疑将推动医疗行业走向一个更加智能化的时代，从而提高医疗服务效率，降低医疗服务成本。

4.可穿戴设备的大数据服务风口

可穿戴设备最有潜力的应用市场就是医疗健康领域，未来有可能洗澡或睡觉时都不用脱掉它，在某一个病种上的数据采集和监测会达到细致入微的地步。

占据可穿戴市场"半壁江山"的 Fitbit 正试图计划打造个性化数据服务体系，以期使之成为支撑品牌不倒的重要方略。成立于 2007 年 Fitbit 已经卖出超过 2,200 万台设备，涵盖智能手环、运动追踪器、智能体重秤以及智能手表等品类，用户可以通过这些设备记录行走步数、体重、睡眠以及其他健康数据。从 2015 年开始，Fitbit 大力发展个性化数据服务，重点推广付费订阅业务，根据日常记录的用户睡眠、膳食和活动数据生成个性化报告。目前，Fitbit 一年的净利润超过 1 亿美元，它大部分的利润是通过产品销售直接获取的；其次，它还通过所采得的数据，挖掘大数据的商业价值，针对不同的对象提供不同报告获取利润，比如面向用户、医院或者保险机构等。

随着可穿戴设备逐渐走出高速增长期，应对用户流失，同时吸引用户长期参与显得日益重要。换言之，Fitbit 等同类企业迟早会形成"硬件＋多元化数据服务"的发展模式，由硬件提供商蜕变为数据服务商，通过软件及数据服务，实现用户参与度的增长。

5.让具有良好健康习惯的人得到实在好处

2015 年 8 月，国内首家互联网保险公司众安保险携手小米运动与乐动力，推出国内首款与可穿戴设备及运动大数据结合的健康险——步步保，它不仅以用户的真实运动量作为定价依据，还允许用户用运动步数抵扣保费。众安保险还联合腾讯糖大夫和丁香园，推出了糖尿病并发症保险——"糖小贝"，它根据用户的生活、医疗习惯等数据，设计了一套浮动保额奖惩机制。患者每次的血糖值达到标准值，就可有一定保额奖励，遇到出现糖尿病严重并发症并发生手术治疗时，众安保险将按照约定的津贴保险金额进行给付，最高可累计 2 万元（人民币）。

除了众安保险，泰康在线、大都会人寿、阳光保险等都嵌入了大数据模式。相比根据被保险人的年龄和性别"一刀切"的传统健康险定价原则，这种与健康大数据挂钩的模式，可以对健康险进行精准化定价。

（三）大健康领域跨界投资的创新趋势

1.立足自身的优势，在核心产品发展的基础上，扩展延伸产品

其他行业若要进入大健康领域，不能完全抛开已有的行业，重新洗牌，从零开始。毕竟消费者或者竞争者对该企业已有一个约定俗成的认知。这个认知是企业多年经营和品牌打造的结果。这是企业的根，也是企业跨界经营的基础。若失去了这个根，企业要开拓新的领域，将无法生存。像云南白药有白药为根，才有白药牙膏、创可贴等枝叶；东阿阿胶有了阿胶，才有阿胶糕、阿胶枣等产品。

2.从生产、研发和学术等传统思想向以消费者为中心、以品牌打造为中心转变

成功打造一个品牌已经成为在大健康市场占有一席之地和企业长久发展的重中之重。知名医药企业有消费者耳熟能详的知名品牌，用品牌延伸的办法进军非药领域，能借势品牌，快速获得认知。传统医药企业在以往的发展中，往往重硬件设备，轻无形资产；重院线关系，轻品牌传播，造成企业实力和消费者认知不匹配，给涉足大健康产业带来障碍。福来为神奇公司提出，先打造神奇珊瑚癣净明星产品，再以此为基础开拓除臭、保健等产品；先强化强力枇杷露品牌，再延伸润喉护嗓类产品等战略路径。在传播中，企业要从以院线关系为中心，转向以消费者为核心，切实了解消费者的核心需求，针对消费者进行有规划、有目的的品牌打造。宛西制药"药材好，药才好"的企业品牌价值和核心竞争优势已经深入人心，六味地黄丸不但进入医保目录，而且也被消费者广泛认知。

3. 在战略抉择下决心，在传播上大力度投入

品牌优势不是一蹴而就的，没有三五年的投入很难建立，企业选定了战略路径，就要有决心，更要在投入力度上，要在传播和品牌建设上抢占先机，下足功夫。传播上必须坚持"上天入地"原则。所谓上天，指的是集中优势资源在电视媒体、行业媒体、政府媒体等高空平台进行战略性密集式投放，在行业内率先发出声音，在政府面前整合资源，树立榜样，在第一时间内快速抢占消费者。因为消费者信息存贮空间有限，一定要快速抢占，快速置换，消费者才会在消费的一刹那条件反射般想到你。往往会有企业早早入市耕耘，却高空占位乏力，反而是后来者积极应对一炮打响，等先行者反应过来仓促应战，消费者中早已没有其立足之地，先驱变先烈。江中、哈药就是利用大力度的品牌传播，以密集广告强势拉动大普药销售的典型，江中、盖中盖、三精等品牌深入中国百姓的心智。所谓入地，指的是除了高空传播的品牌造势之外，更要围绕消费者信息接触点做足文章，不断提升品牌产品与消费者之间的卷入度，让消费者体验起来，让消费者冲动起来，在第一时间巩固消费者心智品类格，真正实现入眼入心的传播效果。康王发用洗剂推出时，除了高举高打外，地面宣传也是全力投入，包装了全国两万家重点药店，只要到全国各地的药店终端走一走，陈道明和康王的形象都能在药店的大门或玻璃窗上找到；在十万家美容美发店，进行全国免费体验活动，其对市场的实效启动，不亚于央视黄金段的广告投放；并在网络、杂志、地方媒体等多个点进行了强火力进攻。其收购头皮屑的网络活动，影响力极大，被两家卫视第一时间转播，引起了社会普遍关注。[1]

---

[1] 娄向鹏：《"大健康，大品牌"大未来》，http://www.globrand.com/2013/540923.shtml。

4. 产业布局功课要早做

由于医药保健品研发、审核都需要一定的周期，企业必须做到推广一批，申报一批，研发一批。在塑造强势明星产品的同时，还要积极展开延伸产品的研发和申报工作，有序进行产品线拓展。目前在大健康产业已经做出成就的企业，无不是多年前就已开始了产业布局。天士力的"生命健康产业"目前已经涵盖帝泊洱普洱茶珍、保健品、化妆品、健康食品、安全饮用水等领域，而且在各个领域都保持了强劲的增长势头，这源于其早在 2008 年初，就制定了进军大健康产业的战略规划。在日化领域一枝独秀的云南白药，更是在 2005 年就制定了"稳中央、突两翼"的成长战略，尝到大健康产业甜头后，又在 2011 年，开始实施"新白药·大健康"战略，在思维、管理、研发、制造、市场运作等方面与国际水平全面对接，全力打造大健康产业。

5. 掌控连锁药店，决胜终端市场

连锁药店已经成为医药行业，尤其是 OTC 和大健康产业必须掌控的重要终端。未来竞争中，谁能在连锁药店的把控中技高一筹，谁就多一分成功的把握。首先，连锁药店已经占据了医药销售的重要份额，而且还在不断攀升。谁掌控了终端，谁就能抢占市场先机。其次，连锁药店与药企的博弈能力也将越来越强。消费者的自疗意识提高，对连锁药店的需求增大。所以，医药企业尽快与连锁终端建立密切的战略合作关系，是奠定长期获益的根本。最后，医药企业与连锁药店资本合作、利润共享、贴牌生产等合作形式将成为新趋势。[1]

6. 充分利用网络营销利器，深入消费者生活

数字时代下，涉足大健康产业的企业，如果还忽视网络的营销作用，必然会被消费者抛弃。首先，网络销售已经成为主流销售渠

---

[1] 娄向鹏：《"大健康，大品牌"大未来》，http://www.globrand.com/2013/540923.shtml。

道之一，医药产品也不例外，放弃网络销售，等于自断手足。其次，网络营销已经成为重要的营销手段，其作用受到高度关注，得网络者得民心。网络已经成为消费者获得信息的主要渠道之一，网络营销已经成为企业营销必做的一步。

■ 二、大健康跨界企业商业模式——对标企业分析

（一）房地产企业投资养老地产——绿城中国（03900）

1. 大健康领域投资举措

从 2012 年开始，在众多房企谋求转型的大基调下，绿城开始尝试从代建到电商、农业与养老地产等方面的转型。作为最早一批拥抱互联网、触摸电商的房企，较早介入养老地产领域的绿城，在多元化发展的道路上，结合自生优势，探索出属于自己的转型之路。绿城乌镇雅园总面积约为 60 万 m^2，采用的是新民国建筑风格，以原生态自然景观，加以江南园林式造林手法，诗情画意，师法自然。项目规划有单层别墅、多层公寓、小高层公寓等多种产品类型。该项目分为养生养老、健康医疗和休闲度假三大主题，包括欧洲品牌的医疗公园、欧洲品牌的护理养老中心、五星级度假养生酒店，雅达与绿城共同打造的自助养老居住区绿城乌镇雅园，其间还设置了规模为 3.5 万 m^2 的老年大学——绿城乌镇颐乐学院。绿城乌镇雅园集聚 6 大功能区块，是一座功能齐备、设施先进、模式丰富、规模庞大的复合休闲健康养老主题园区。

2. 投资理念及影响

乌镇雅园的核心构思来自于那种学院化的乌托邦式的小镇。它坐落在中国美丽的乌镇，位居上海、杭州、苏州三个城市几何中心的金三角位置，坐拥乌镇式的 NO.1 的高质量游客群体，还有达沃

斯论坛级的世界互联网大会的产业配套，自成体系的养老配套设施和精细化的服务，宋氏独有的情怀和工艺水准，既可以作旅居度假，也可以作休闲养老。雅园的成功来自上述多种因素的叠加，在业内几乎不可再复制。乌镇雅园独创学院式养老模式，涵盖颐、乐、学、为四个维度，把对老年人的精神服务作为重点和特点打造。绿城学院式养老模式核心要素：颐乐学院是一种"类老年大学"的形式。以学校为组织方式，构成园区内老年人的日常组织形态，开展适合老年人身心健康的各类活动，从而构建一种崭新的老年生活模式。

（二）保险产业链延伸投资——中国平安（601318）

1. 投资举措

中国平安旗下 O2O 健康医疗服务平台——"平安好医生"App于 2015 年 4 月正式上线，发展迅速，如图 10–1 所示。2016 年 5 月 19 日，平安好医生正式对外宣布，获得 5 亿美元的 A 轮融资，目前融资金额已全部到位。该轮融资完成后，平安好医生估值达到 30 亿美元，同时刷新了全球范围内互联网医疗初创企业单笔最大融资及 A 轮最高估值两项纪录，这也使得平安好医生成为该领域国内最大的独角兽公司。2016 年 8 月 15 日，平安好医生注册用户数突破 1 亿，成为国内覆盖率第一的移动医疗应用。

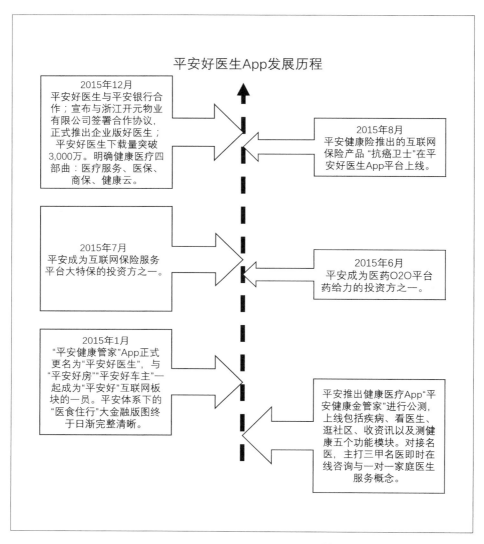

图 10-1　平安好医生的发展历程 [1]

2. 商业模式及竞争力分析

作为健康医疗服务的平台级入口，平安好医生在平安集团"医、

[1]《中国平安的"医疗梦"》，2016-02-22，搜狐网，http://www.sohu.com/a/59913381。

食、住、行、玩"五大战略规划中肩挑"医"板块重任，并不断创新商业模式（如图10-2）针对各类需求，以在线诊疗服务为切入口，通过互联网，构建"医、药、信息"三网合一。平安好医生集"家庭医生、名医问诊、健康社区、健康评测、健康习惯、健康档案"六大特色服务于一体，为用户提供一站式健康咨询及健康管理服务。上线100天，App注册用户就已经突破百万人。平安好医生以医生资源为核心，利用移动互联网平台进行医患实时沟通，包括预防保健、导医初诊、预约挂号等诊前服务，以及复诊随访、康复指导、慢病管理、用药提醒等诊后服务。目前平安好医生自聘了1,000人的全职医生团队作为核心服务圈层，通过7×24小时全天候图文及视频在线咨询，为用户提供辅助诊断、康复指导及用药建议；已签约5万名社会化医生作为服务外圈，分布在线下3,000家定点医院，完成后续分诊转诊、线下首诊及复诊随访服务；建立名医预约体系，据称已汇集5,000多名三甲名医。

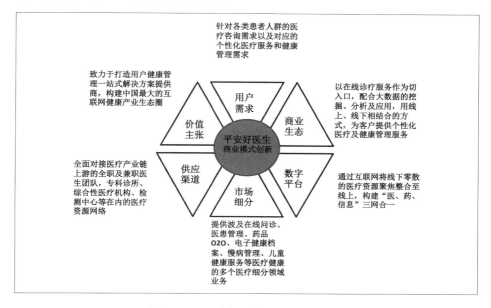

图10-2　平安好医生的商业模式创新

（三）电商巨头布局互联网医疗——阿里健康（00241）

1. 投资举措

2016年6月，阿里健康正式上线了以药品电子监管码为基础建设开放的、市场化的第三方追溯平台——"码上放心"，为众多制药企业提供国家药品电子监管码的数据存储管理服务。过去两年，阿里一直在布局医疗行业，已经布下了包括未来医院、云医院、天猫医药馆、阿里健康App等"棋子"，而其构筑闭环生态链的终极目标在于药品销售。阿里致力于打造一个B2C＋O2O的医药健康产品销售平台，联动医药健康产品生产企业、批发企业、零售企业，为用户带来更多元化的医药健康产品购买体验。互联网医疗是一个新概念，也是一个新领域。

2. 商业模式及竞争力分析

医药电商：2016年9月12日，经过香港股东大会投票，阿里健康将为天猫医药馆提供全套外包及增值服务，协助天猫发展其医药保健电商业务并收取费用。阿里健康的医药电商业务，主要包括阿里健康大药房、为天猫医药相关业务提供的代运营服务，以及医药O2O服务。阿里健康牵头成立的中国医药O2O先锋联盟，已经吸纳百余家线下连锁药店的万余家药房门店，为全中国超百个城市的消费者提供医药O2O服务。医疗服务网络：阿里健康构建基于互联网的分级诊疗体系。健康管理：阿里健康于2016年10月联合20家知名智能健康设备和服务厂商，面向消费者推出了全领域健康管理服务平台——"智能关爱计划"，通过智能健康设备，将消费者检测的健康数据通过GPRS、蓝牙、Wi-Fi等上传平台，并根据数据自动形成健康趋势报告，同时介入后期持续的专业医疗健康管理服务。

（四）跨界打造"百货＋健康"的双轮驱动格局——新世界（600628）

1. 投资举措

在"健康中国"的政策东风下，拥有三大老字号中药品牌的新世界，加速布局大健康产业。公司正积极推进非公开发行，随着募投项目的实施，公司旗下以蔡同德堂、群力草药店为首的大健康产业将得到充分拓展，预计到"十三五"末，公司大健康板块的销售收入将实现翻番。2016年6月，新世界非公开发行获证监会核准，为公司转型大健康注入强心剂。新世界拟定增募资13.15亿元（人民币），公司本次定增募资中的绝大部分，即12.56亿元（人民币）将用于大健康产业拓展项目，具体包括蔡同德堂专业门店拓展、群力草药店（群力中医门诊部）经营规模扩张、健康服务线上平台建设、大健康产业链资源整合以及百货业务"互联网＋全渠道"再升级项目。其中，综艺控股、诚鼎1号资管计划等两名特定投资者将认购本次非公开发行股份。

2. 商业模式及投资潜力分析

目前，百货业务是新世界的主要收入和利润来源，而新世界健康产业主要分布于控股子公司蔡同德药业旗下，包括蔡同德堂、群力草药店、上海胡庆余堂等中华老字号品牌。2015年年报显示，公司大健康业务实现营业收入8.11亿元（人民币），占公司总营收的26.04%。根据新世界发展大健康产业最新计划，公司接下来将在上海周边地区扩建群力草药店连锁店，对接相应的肿瘤医院，服务更多患者。由此，公司大健康产业板块将突破原有的中医诊疗、中药材、保健品销售等经营领域，构筑起以蔡同德堂为核心的养生保健产业链，以群力草药店为核心的肿瘤及疑难杂症中医药诊疗产业链。根据公司大健康产业整体战略规划目标，到"十三五"末，公司的三大品牌网点将发展至100家，辐射全国一半以上的省区市。

（五）药食同源——宛西制药

1. 投资举措

宛西制药在 14 年前就已经开始沿着"药食同源"的战略方向布局，发展药品与食品两大健康产业板块，以工业为基础，逐步打造集工业、农业、商业、科技、医疗、养生等于一体的健康产业链。现在宛西制药已经形成了两条清晰的生产线：一条是从中药工业出发，发展了中药农业、商业到中药医疗；一条是沿药食同源的文化理念，发展了健康食品，并延展到中医药养生。作为宛西制药旗下企业，仲景大厨房股份有限公司只是其大健康产业链当中的一环。

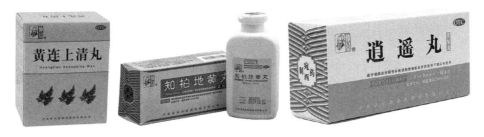

图 10-3　宛西制药生产的仲景牌系列中成药

目前宛西制药至少已经布局了"中医养生""大厨房""大药房""大健康"和"中医制造"等多个大健康产业，其中的任何一个板块，独立拿到 A 股市场都是炙手可热的概念。中成药板块如仲景牌系列中成药（如图 10-3）多年来广受消费者的信赖和好评。中医养生板块，宛西制药已经在三亚和漠河都布局了张仲景养生院，进军养老地产。海南张仲景养生院位于海南东南海岸、距三亚市不到 40 公里的清水湾；漠河北极村张仲景养生院，位于中国疆域最北端的漠河北极村，是中国唯一能欣赏"北极光"的地方。

2.商业模式

"公司＋基地＋农户"，从中药农业到食品农业。好产品都需要源头的控制，宛西制药一直坚持"药材好，药才好"的制药理念，中药农业是其重要的布局板块。其先后在河南、安徽、湖北、福建四省建立了药材基地，其中山茱萸、地黄、山药、茯苓、泽泻五大药材基地通过了国家 GAP 认证。其采用公司加基地加农户的产业开发模式，在宛西的西峡县建立了 20 万亩山茱萸基地，使中药材的种植逐步走向规范化、标准化、专业化。这种"公司＋基地＋农户"的种养殖模式，对农业企业来说并不陌生，雏鹰农牧等很多大型农业企业都在采用这种整合方式。医药企业对药材严格管理的经验，在进入农业行业之后，成为其品质管控的先发优势。

■　三、小结

随着我国经济快速发展，近年来各领域企业纷纷涉足大健康产业。对于众多企业跨界投资大健康产业的现象，除了大健康行业毛利率高、现金流充沛等诸多优势促使其成为各相关行业企业转型探索的新领域外，非医疗健康行业上市公司也火力全开布局医疗健康行业，实现全资收购或控股，为自身在医疗健康领域的发展铺路，实现全方位布局，全面进军医疗健康行业。比如，2015 年南京新街口百货商店股份有限公司以 11.70 亿美元入股中国脐带血库企业集团，收购其 65% 股权。医疗健康行业的并购也如火如荼地开展起来，九芝堂股份有限公司出资 10.51 亿美元收购牡丹江友搏药业股份有限公司 100% 股权，成功掀起医疗健康行业并购狂潮。我国当前的医疗产业正在开始由疾病为中心向健康为中心转变。以前医疗健康产业中的诊断、医疗、康复的消费模式将发生变化。有更多的消费者开始关注自身的保养，愿意在保健、养生、美容、抗衰等方面投入更多，这无疑将为大健康产业带来利处。企业跨界投资大健康产业的最大难点在于政策方面。如能得到政策的扶持和税收的优惠、审批环节上的简洁化等一系列利好，加之目前健康产业的高回报吸引，企业跨界投资大健康产业的比例将会再度加大。

第十一章

人工智能大健康产业现状及发展趋势

一、人工智能概念

怎样在下午 5 点赶到朋友家参加聚会？

为了回答这个问题，人们首先要看看今天的交通和天气，这是一个信息获取的过程；然后基于过去的经验，确定采用的交通方式，这是一个建模和决策的过程；最后是按点出门，这是一个执行的过程。感知外界，做出决策，执行反馈，这是通常人们做事情的三个步骤。

人工智能（Artificial Intelligence，AI）是在感知、决策和执行三个方面模拟人的能力，达到辅助甚至替代人的作用，帮助人们更好地生活。如表 11-1 所示，人工智能在感知和决策方面相对成熟，而在执行方面比较欠缺，其典型的应用是无人驾驶、机器人。为了实现拟人这个目标，人工智能在各个方面以人为参照，并逐一实现，循环提升，逼近和超越人的能力。

表 11-1　人工智能拟人属性及概况

类别	人的器官	人的感知	人工智能对应的部件	人工智能对应的方法和领域
感知	眼睛	视觉	摄像头	视频处理，图像处理如光学字符识别 OCR，人脸识别，人脸匹配，人特征提取如年龄、情绪、健康状况等，物体识别，动作识别，流量计算，场景识别，指纹识别
	耳朵	听觉	麦克风	生源定位、语音增强、声纹识别、语音切片、语音转文字、语义理解
	皮肤鼻子舌头	触觉嗅觉味觉	传感器	冷暖、压力、干湿、气味、味道、汗液、疲劳等信号采集、信号处理，数据融合，物联网
决策	大脑	决策	专用处理器如 FPGA 和 GPU 等	算法模型、深度学习、神经网络、数据挖掘、机器学习等基础方法，以及自动推理、整合分析、预测、用户画像等应用
执行	四肢	动作	执行机构	无人驾驶、自动控制系统、自主行走
	嘴	说话	喇叭	自动语音合成、Chatbot 自动客服、智能应答
	文字	输出	各种数据、账本和结果	数据挖掘、数据可视化、商业智能、区块链

大健康行业生态链主要由人（病人或普通人）、医生、保健师、营养师、健身保健场所、医院、药企、医疗设备企业及卫生监管部门组成。其中，人是整个生态链的核心，人的需求是大健康行业的最初出发点和最终治疗的落地所在。人工智能的目标就是服务于人，实现医生的"望闻问切"、保健师的物理锻炼理疗指导、营养师的咨询，以及医疗健康信息的管理。具体来讲就是：AI 的感知能力被应用在医疗健康"望闻问切"等检测方面，AI 的决策能力被应用于诊断和咨询，AI 的执行能力被应用于治疗和辅助，而 AI 的所有数据组成健康云。

二、人工智能大健康应用

人工智能就是让机器具有人的能力，代替人甚至超越人。在大健康领域，人工智能要学习模仿的对象就是医生、保健师、按摩师、营养师等健康服务专业人员。

（一）检测：望闻问切

常见的医疗健康检测设备主要有三大类：一、医院固定医疗检测设备。如血压检测、尿液检测、血液检测、心电图、B超、X光成像、CT成像、核磁共振成像。二、便携医疗检测设备。主要指的是一些装配某种特定传感器的可移动设备，如智能手机、监测手表、健康手环。三、新兴医疗检测设备。随着医疗检测设备的不断发展，医疗检测逐渐从固有的基本检测指标中解脱出来，逐步迈入更加精准化、个性化的检测中，检测设备也逐渐家用化移动化。人工智能通过摄像头看，麦克风听，传感器感知这三个方面来实现检测，其主要应用在医学成像和新兴的医疗检测方面，如基因检测、智能皮肤癌检测、虹膜识别检测及一些主观指标如压力分析检测、情绪检测等。

1. 摄像头看——望

摄像头采集的图像经人工智能处理，其结果一般以几十个标签词及对应的置信度表达。每个标签词即为一个训练类，每个类可以是任何粒度的兴趣点，置信度指的是对标签的确定性是多少，100% 为完全确定。当前，不同框架的图像处理输出具有不同特点，比如IBM的AI图像处理输出标签不多，但置信度可达100%；而亚马逊AI的输出标签明显比IBM多，即训练的类别更多，但是置信度较低。一个基于云计算的典型医学影像人工智能系统的工作流程如图11-1所示。电子设备Raspberry Pi的摄像头USB Webcam获取远程用户的与医疗或者健康相关的照片；通过亚马逊云AWS（Amazon Web Service）的CLI命令行接口，上传到云存储S3的同时触发了处理机制Lambda函数；该函数把照片交给AWS的人工智能

Rekognition 进行图像处理，基于事先训练好的健康知识库进行匹配，进而得出健康信息；通过 AWS 的文字转语音服务 Polly，用户可以听到检测结果；检测结果同时也可以送入 DynamoDB 高速非结构化数据库，并通过 Elasticsearch 引擎进行关键词索引，以便于数据可视化和检索；检测结果可以通过 AWS API 应用程序接口关联到第三方机构，实现数据沟通和应用，也可以通过 SNS 短消息或者邮件通知相关人士，实现实时健康汇报和检测。我们可以看到整个流程完全没有人为干预。最耗时的环节是将图像上传到服务器的过程，其余步骤在 1 秒内完成。批量图像处理可以大大加速诊断过程，一个相当于普通家用配置的服务器每秒可以处理上千张图片。

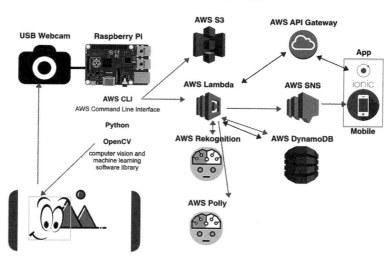

图 11-1 一个基于云计算的典型医学影像人工智能系统[1]

[1] https://www.hackster.io/AmazonWebServices。

（1）智能医学影像：帮您看医学图像

医学影像包含超声波图像、CT、X 光等。人工智能在医学影像上的应用是数字医疗健康领域较新的分支，包括智能医学影像分析、诊断及分享学习，是数字医疗健康产业的热点。医学影像包含了海量的数据，即使有经验的医生去解读有时也显得无所适从。医学影像的解读需要长时间专业经验的积累，放射科医生的培养周期相对较长，而人工智能在对图像的检测效率和精度两个方面，都可以做得比专业医生更快，还可以减少人为操作的误判率。

X 光照片的分辨率为 1929×1200 像素甚至更大，而其中的恶性肿瘤的尺寸可能仅仅 3×3 像素左右。从非常大的图像上判断一个很小的阴影状物体是不是恶性肿瘤，是比较困难的任务。放射科医师诊断 1 名患者的 CT 扫描图像需要 10—20 分钟，写诊断报告需要 10 分钟左右。人工智能的医学影像诊断过程只需要几秒，其关键的步骤是提取特征值和数据库进行对比，经过匹配后做出病理判断。在整个诊断过程中，人工智能也会进行自主学习和自我训练，提升数据库和算法的精确性和完整性。

在医学影像企业中，人工智能技术的加入大大减少了客服团队和医师沟通的人力成本。分级诊疗和远程健康的大背景使中国的医学影像创业团队更多地投入资源搭建云平台，但长期来看是否有人工智能的技术实力也是核心竞争力的一部分。

（2）智能识别皮肤疾病：诊断皮肤健康

以谷歌神经网络为代表的 AI 技术可通过手机诊断皮肤疾病，准确率已高达九成以上，已经超过大部分皮肤专家的诊断能力。其原理是给人工智能系统提供高质量的皮肤疾病图片，系统经过机器学习可以识别出什么是皮肤疾病，进而对图片进行对比分析与判断，给出诊断结果。机器看诊越多，学习越好，看病越准确。

（3）智能虹膜检测：从眼睛里看到整个身体的健康

虹膜是身体面对外界最精密、最复杂的组织，通过对虹膜的检测可以有效识别病人患有某种疾病或者容易患上某种疾病的倾向。虹膜是人脑的延伸，连接千千万万神经末梢，细微的血管，肌肉及其他组织，虹膜还与身体内脏器官相连接。通过虹膜图谱可以观察出人体组织、器官、各系统、内分泌腺体的衰退、障碍及其未来可能的变化。

（4）智能健康生活助理：察言观色的高手

人工智能很大一块应用是人脸分析，比如人脸识别和人脸匹配。AI可以结合人所处的环境、场景，如从天气、氛围等推理人的情绪；AI也可以识别人，计算人数，辨别性别、年龄、美丑、情绪、发型，是否戴眼镜等，了解人的状态。这方面的算法和开源平台已经非常成熟。智能健康生活助理可以帮助人们更好地生活。

2. 麦克风对话——问

AI语音信号处理通过麦克风询问病情，了解用户的真实意图，查询健康数据库，再通过语音合成说话，实现跟用户对话沟通，满足用户的需求。

（1）精神健康：加强诊断和疾病控制

人工智能在人类精神健康方面可以做的事情相当多，我们可以从两个方面来谈，一方面是针对正常人的应用，另一方面是针对有精神疾病的患者的应用。对于我们普通人来说，人工智能在精神健康方面最大的用处就是情绪识别能力。

情绪识别主要是通过收集人的外在表情和行为变化，对人的心理状态进行推断。它能通过面部表情、声音、行为、心率、甚至笔迹，来判断人的情绪变化。最常规的方式是通过摄像头来捕捉记录人们的表情，并通过面部表情的变化，分析判断出人的情绪是高兴、生气、厌恶还是困惑等。另一种方式是通过人的声音，对说话声音的高低、语速、口气词汇的变化进行智能识别。

即使人会故意控制声音使之不产生变化，或者展现出与内心世界不一样的表情，也总会露出一些破绽，只不过可能这些破绽会很微小或一闪而过，让人不易察觉。但对于人工智能来说，发现细微的现象或捕捉稍纵即逝的变化正是它们的长处。从这个方面来说，人工智能对人类情绪的理解可能会比人还优秀和客观。在判断出人的情绪变化之后，就可以通过一些方法，帮助人类进行情绪的管理和调节。

3. 传感器感知——闻、切

传感器在进行动作、步态、体温、压力等检测时，可以灵活调整采集频率，实现长时间不间断检测，并通过 AI 持续挖掘其中的健康信息。当前流行的各种可穿戴设备，如智能手表、手环、智能运动服等，就是通过多种传感器获取人的多种生理参数，结合人工智能的处理，从而提取健康信息。

（1）无接触检测：情绪分析

主观指标也进入了 AI 可检测的范围。受试者无须穿戴任何检测设备或身体传感器，通过让无线信号在接触一个人的身体后回弹，即可分析其呼吸和心跳信息，从而识别出愤怒、哀伤、高兴、愉悦等情绪。

（2）生物科技：多维数据融合

在生物科技方面，人工智能能带给我们更优的数据处理方式。在中国，人工智能在生物技术领域上已经走在了世界的前列，比如在语音技术、生物特征识别方面，甚至能够与发达国家并列。其中，起源于华大基因的碳云智能是代表之一。碳云智能建立了一个健康大数据平台，通过收集人们各种各样的生物数据，如基因数据、微生物数据（肠道、口腔、皮肤等）、蛋白及代谢数据（尿液、汗液、血液等）等，然后在这个数据基础上建立一个人工智能的内核模型，为生物科技的研发提供基础性的支持。利用人工智能技术处理这些数据，帮助人们做健康管理。

（二）诊疗

有了"望闻问切"的能力，再结合对过往病例和数据，以及医疗健康论文、资料等的机器学习，使得人工智能具备赶超任何医生的能力，实现对病人的诊疗。肿瘤是最早实现人工智能诊疗的领域之一。

人类对肿瘤的认知经历了漫长的过程。从早期的外科手术进行激进切除到放疗、化疗，再到基因研究的深入，肿瘤学家认识到肿瘤不是单一疾病，而是一大类疾病，每个人的相同部位的肿瘤可能病理特性都不同。例如，对 ER 受体阳性的乳腺癌，他莫昔芬有效；而对 ER 受体阴性的乳腺癌则无效。由于这种特异性的存在，每种肿瘤治疗方案都需要个性化。

IBM Watson 与纪念斯隆·凯特琳癌症中心达成了合作，共同训练 IBM Watson 肿瘤解决方案（Watson for Oncology）。癌症专家在 Watson 上输入了纪念斯隆·凯特琳癌症中心的大量病历研究信息进行训练。基本方法是由一支由医生和研究人员组成的团队，用已经标注了的大量病历、主流医学期刊和教科书，以及医学文献，把 Watson 训练成了一位杰出的"医学专家"。道理很简单，既向 Watson 提问，又同时告知答案，这样的题做多了 Waston 也就掌握了规律，对于现实中的问题也能够找出答案了。

Watson 治疗癌症的过程是这样的。首先，IBM Watson 分析患者的病历。Watson 肿瘤解决方案拥有先进的能力，可分析临床记录和报告中的结构化和非结构化数据的含义和上下文，提取患者关键词信息，这些信息提取的准确性至关重要。

接下来，Watson 识别基于证据的潜在治疗方案。通过将患者文件中的属性数据如关键词与临床知识、外部研究结果和数据相匹配，进而提出潜在的患者治疗方案，供医生参考。

最后，IBM Watson 从大量文献中查找并提供支持证据。IBM Watson 将识别的治疗方案进行排列，并将每种方案的支持的证据链接在一起，帮助肿瘤医生研究患者的治疗方案。

国内企业积极引入和开拓 AI 诊疗，比如百洋医药集团搭建了菩提健康云平台、健康产品及服务交易平台、跨境健康服务平台等系列服务型平台，并成立了健康大数据中心，将为人工智能健康领域的学习能力提供帮助。另外，百洋医药集团与中国医师协会启动的智能医生工程，也将加入 Watson 健康的系列解决方案。百洋旗下近万家的合作药店未来有望向 Watson 开放海量患者行为信息、临床数据、购药数据和保险数据等。Watson 通过对用户健康记录、药店数据等信息的分析，可以预测用户患有疾病的风险，并向用户提供执业护士、医生及相关的健康保险等信息，为用户制定一个最佳的诊疗方案。

（三）辅助

健康辅助的保健品和营养学方面产品属于食品科学类别，人工智能在这个方面的体现并不明显。国内保健品龙头企业汤臣倍健是代表，其目标是从单一产品提供商逐步升级为积极健康干预的综合解决方案提供商，利用人工智能提升食品研究水平。

健康辅助也包括体育锻炼等。人工智能可以依据大数据获得人群的健康特征，通过传感器实时监测用户的生理状况，结合用户的身体素质，为用户提供健康指导和管理服务。

健康辅助还包括疾病和健康咨询服务，人工智能在其中起到扮演虚拟健康管家的作用。由于医疗资源的不足，看病就医的用户体验不好，人们期望能够有智能的私人健康助理，能够随时随地帮助人们回答健康相关问题。如同苹果手机的 Siri、科大讯飞助手、智能音箱一样，人工智能虚拟助手能够听懂人说话，结合人工智能后台海量的医疗数据，虚拟助手可以诊断健康状况，为人们提供一对一个性化服务。如图 11-2 所示。AI 虚拟助手已经比较成熟，广泛应用于呼叫中心如 Zendesk、客服、景区导览等。在这个过程中，人工智能扮演了人的"耳＋嘴＋脑"的角色。不过，也有人担忧机器诊断的片面性，毕竟"望、闻、问、切"才是全面的诊断之道。随着机器视觉——"望"的加入，虚拟管家的可靠性与准确度会大大提升。

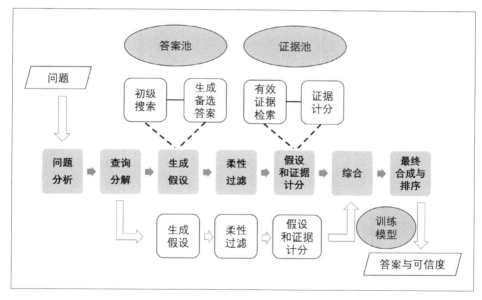

图 11-2 健康咨询过程中人工智能的内部处理机制[1]

（四）健康云

关于用户画像，不同的公司有不同的侧重点，阿里巴巴着眼于消

---

[1] 蛋壳研究院：《2016 年人工智能＋医疗健康创新趋势报告 II：IMB Watson 人工智能医疗应用详情剖析》，2016-10-12。

费数据，百度着重基础数据如出行信息、搜索记录等，腾讯基于社交媒体数据，尚未出现一家人工智能巨头能够为用户提供健康画像。数据的可获取性和全面性决定了数据的价值。有关个人健康的数据是十分复杂的，假如我们有渠道把一个人所有的健康数据都搜集起来，就完全可以用"生命数据化"来形容。生命数据化有不同维度的数据：基因数据、生理数据（比如血压、脉搏）、环境数据（比如每天呼吸的空气）、营养数据等。有了生命科学大数据，加上人工智能，最终可以实现对用户的健康画像，实现人们对健康的前瞻性管理。

人工智能可以帮助提高健康效率。健康数据处于爆发式增长态势，仅凭人力不足以处理和学习。健康数据来源多样，没有统一的数据格式和逻辑结构。大量的健康数据是非结构化的，非结构化数据主要是指那些无法用固定结构来实现逻辑表达的数据，比如视频、音频、图片，对通用计算机来说是不可理解的，光靠人工很难挖掘这些数据的价值，而 AI 可以看到这些数据，并进行深度学习。医生花了一年时间学习的健康知识，AI 计算机可以在几分钟内完成，学习速度非常快。

人工智能可以帮助实现健康数据可视化。数据挖掘产生的数据通过索引后存储在内存或者固态硬盘中，许多开源的控制台软件框架如 Kibana，可以通过加密通道远程获取这些数据，使得人工智能产生的丰富结果能被全球相关的人看到，实现价值共享，放大了人工智能的影响力。人工智能提高了数据的可见性，利用开源数据可视化框架如 Kibana，Bootstrap 等，可以显示丰富的信息。

三、人工智能的推动因素

第一，机器学习赋予物品理解能力，物联网、互联网的广泛普及和爆发，使得机器有充足的数据"养分"来成长。

第二，深度学习是当前机器学习的具体实现方式，它通过适应人工神经网络指数级地降低了模型和数据训练，结合公有云计算资源，或者开源人工智能大数据处理框架，把人工智能的门槛大大降低。

第三，硬件技术重大进步，使得更多的事物之间有更多的联系，数据广泛覆盖，计算能力快速提升。人工智能计算资源经历了从高精尖到普及型的转变过程，从通用处理器变迁到专用硬件和专门算法软件的结合。

第四，新产品和市场的利益驱动。与人工智能相关的产品和服务往往是面对增量的蓝海市场。

第五，要素成本上升和需求升级，客观地要求减少人工参与，自主智能、人工智能是有效的解决方案。

四、人工智能大健康兴起

人工智能的兴起是信息技术产品全产业链发展的结果，人工智能技术的增长速度快于其应用速度，尤其是随着语音处理、图像识别、深度学习、神经网络及处理器芯片等关键技术的突破，以及市场和应用的需求，带动了人工智能新一轮的大发展。人工智能大健康属于人工智能应用层面范畴，泛指将人工智能及相关技术应用在健康领域。与"互联网＋"健康不同，人工智能对大健康领域的改造是颠覆性的。

从变革层面讲，人工智能是从生产力层面对传统健康行业进行变革；从形式上讲，人工智能应用在健康领域是一种技术创新；从改造的领域来讲，人工智能改造的是健康领域的供给端和需求端；从驱动力来讲，人工智能主要是技术驱动，尤其是底层技术的驱动；从创新的性质而言，人工智能属于重大创新；从对市场影响而言，人工智能带来的是增量市场，且随着智能程度不断提升，多技术多数据融合，在理论上潜在的市场空间无限。

五、人工智能大健康现状

在大健康领域包括健康行业中，已成熟应用及正在尝试、计划应用的人工智能技术已经形成趋势，并且市场对此保持乐观态度。下面，我们从人才、技术、资本三个维度进行人工智能大健康市场发展现状的分析。

（一）人才

我国人工智能专业人才总量较美国和欧洲发达国家来说还较少，拥有 10 年以上经验的资深人才尚缺乏。可见，在我国，人工智能领域的专业人才供求失衡严重，2017 年国内外 AI 职位 10 万美元年薪已成常态。国内企业百度、腾讯、滴滴等以设立研究院的形式，抢入美国高科技中心硅谷，与谷歌、亚马逊、微软等企业掀起激烈的人才争夺战。由于国内市场空间大，大量研究人工智能的海外人才回国，这在客观上可能使中国人工智能实现跨越式、领头式发展。

而在健康行业，既懂人工智能又懂健康的人才更是稀缺，基于此背景，我国加强对人工智能专业人才的重视，国家发改委、科技部等四部委于 2016 年联合发布《"互联网＋"人工智能三年行动实施方案》，并将"人工智能"首次纳入中国政府工作报告中。2017 年 7 月，国务院印发了《关于印发新一代人工智能发展规划的通知》，把人工智能上升到国家战略层面。从人才从业年限结构分布上来看，我国新一代人工智能人才比例较高，人才培养和发展空间广阔。国内各大高校相继增设或扩大了人工智能相关专业如图像处理、信号处理、大数据等，人才培养周期为 4 年，因此近 10 年这方面的人才会继续紧缺。

（二）技术

充足的数据、高效的算法和优化的计算能力是人工智能发展的三个必要条件。

1. 数据

人工智能系统必须通过大量的数据来"训练"自己，才能不断提升输出结果的质量。中国的健康数据丰富，但有效性差，有些大健康数据比较匮乏，这让机器学习困难重重。物联网是健康数据的自动化入口，目前在健康应用方面尚未形成规模，也没有形成数据应用的规则和平台。

数据领域的三大因素可能会影响中国人工智能的发展：一是尽管能够通过专有平台获得海量数据，但在创建一个标准统一、跨平台分享的数据友好型生态系统方面，中国仍落后。二是全球各国都已意识到开放政府数据库有助于促进私营领域创新，但中国政府及保健机构医院数据的开放度仍极为有限。三是对跨境数据流通的限制也使得中国在全球合作中处于不利地位。

2. 算法

算法就是计算方法，其重要性体现在对于同一件事情采用不同方法去实现，其结果和成本有数量级的差别。算法的目标就是不断降低人工智能的计算成本，提高效率。就应用层面而言，中国的算法发展程度与其他国家相比并无太大差距。事实上，中国在语音识别和定向广告尤其是电商应用的人工智能算法上属于全球领先地位，而全球的开源平台也使得中国企业能够快速地复制其他地区开发的先进算法。

但是，目前中国的研究人员在基础算法研发领域仍远远落后于英美同行。这就需要中国的大学教育对学生提出更高的数学和统计学要求，并且集中资源发展该领域全球前沿研究，如此人工智能的发展必将受益匪浅。另一个值得思考的方向是通过改进现有的科研经费分配模式来推进创新。

3. 计算能力

计算能力取决于算法的优化程度、软件的配合、处理器体系架构等方面，是发展尖端人工智能技术的重中之重，其成本、工作方式和耗能水平高低则决定着人工智能解决方案能否实现大规模商业化。计算能力是人工智能的基础设施之一，因此具有极高的战略意义。亚马逊云、阿里云等平台型公司已经抢先推出了以 GPU，TPU，SOC 和 FPGA 为核心的计算单元。

（三）资本

据 IT 桔子历史数据统计，截至 2017 年 7 月共收录中国人工智能企业 467 家，共发生 636 起投资事件，投资总额高达 574 亿人民币。[1] 落实到具体行业中，人工智能之"自然语言处理"将深度学习等算法运用在自然语言处理领域的公司共有 78 家。主要包括语义分析、智能问答机器人、个性化推荐引擎、虚拟助理、舆情分析、机器翻译等细分类别，其中以今日头条 10 亿美元融资为代表。人工智能之"计算机视觉"将深度学习等算法运用在视觉与图像领域的公司共有 85 家。主要包括人脸识别、图像识别、监控视频处理、机器人视觉、工业视觉检测、医疗影像检测、三维测绘仿真等细分类别，期以商汤科技 4.10 亿美元融资为代表。

---

[1] 李京望：《IT 桔子人工智能报告：636 起投资事件，吸金 574 亿》，搜狐网，https://www.sohu.com/a/145416665_114921。

相比之下，人工智能之"大健康"领域的人工智能创业公司也不少，关注度和融资量也比较高。如表 11-2 所示。从投资角度来讲，健康领域的人工智能应用最具价值。在一些垂直领域，人工智能的应用最容易获得成功，或者说能够实现产业化。因为一些垂直领域相对来说数据量比较小，所以机器深度学习能够做的用户体验比较好。

表 11-2　大健康领域创业公司

大健康领域	公司数目	代表公司	最近一轮融资额 （2017 年 7 月 30 日之前）
智能医学影像	18	华润万里云医疗	2.25 亿人民币
健康管理 App	18	美柚女生助手	10 亿人民币
营养学和保健品			
基因检测诊断和肿瘤精准医疗	13	燃石医学—燃石生物	3 亿人民币
齿科医疗	19	瑞尔齿科	7,000 万美元
创新药	17	亚盛医药	5 亿人民币
中医移动诊疗应用	9	看中医	5,000 万人民币
糖尿病 - 慢病管理	16	微糖	数千万美元
医疗信息化 - 管理系统	21	全域医疗	1.80 亿人民币
医疗美容	10	更美 App	3.45 亿人民币
健康大数据	14	雕龙数据	6,875 万人民币
体育智能化	28	Noitom 诺亦腾	数千万美元

■ 六、人工智能大健康趋势

人工智能产业发展在未来将呈现五大趋势：一是开源化成为主

流，开源有利于扩大市场份额和企业影响力，外企仍然为开源主力，中国企业以 BAT 为首逐渐发力；二是全球人才争夺主战场；三是人工智能产业将在电商、娱乐、健康、智慧城市建设等方面协同发展；四是中国人工智能应用将在教育和服务机器人领域迎来突破。

人工智能大健康的中国时代已经到来。这一判断是基于四个方面：第一，人工智能大健康的应用基础和环境。中国人口基数大，健康资源分布不足，这使人工智能大健康落地应用成为一种刚需；第二，中国健康和保健需求量大，数据来源极为丰富，为人工智能提供了充足的数据来源；第三，人工智能在各领域的技术积累达到了一个爆破点，利用开源技术和开放平台使得更多的公司参与进来，为健康人工智能落地提供了强大的助推力；第四，国家政策红利。从 2013 年到 2017 年，政府决策中多次提及健康影像走智能化、云化的趋势，这为智能健康领域起到了保驾护航的作用。

参考文献

[1] 郭清. 健康管理学 [M]. 北京：人民卫生出版社，2015.

[2] 张开金，夏俊杰. 健康管理理论与实践 [M]. 南京：东南大学出版社，2013.

[3] 吴兴海，杨家诚，张林，等. 互联网＋大健康：重构医疗健康全产业链 [M]. 北京：人民邮电出版社，2016.

[4] 许利群. 移动健康和智慧医疗：互联网＋下的健康医疗产业革命 [M]. 北京：人民邮电出版社，2016.

[5] 王浩. 医药电商：传统模式终结者 [M]. 北京：电子工业出版社，2016.

[6] 闫希军. 大健康观 [M]. 北京：东方出版社，2017.

[7] 蔡江南. 医疗卫生体制改革的国际经验：世界二十国（地区）医疗卫生体制改革概览 [M]. 上海：上海科学技术出版社，2016.

[8] 蔡江南. 寻路医改：中国卫生政策的创新与实践 [M]. 上海：上海科学技术出版社，2016.

[9] 袁昕. 健康中国，幸福养老：养老产业发展研究报告 [M]. 北京：社会科学文献出版社，2017.

[10] 齐海梅. 中国老年医疗服务体系建设：回眸与展望 [M]. 北京：人民卫生出版社，2017.

[11] 中共中央 国务院. "健康中国 2030" 规划纲要 [M]. 北京：人民出版社，2016.

[12] 黄开斌 . 健康中国——国民健康研究 [M]. 北京：红旗出版社，2016.

[13] 国家发展与改革委员会国际合作中心健康服务产业办公室，中国人民大学培训学院—健康管理学院，世界抗衰老医学会，等 . 中国健康服务产业发展报告（2015）[M]. 北京：当代中国出版社，2015.

[14] 郭清 . 中国健康服务业发展报告（2015）[M]. 北京：人民卫生出版社，2016.

[15] 李旭辉 . 生命健康产业发展 [M]. 沈阳：东北大学出版社，2017.

[16] 蔡江南 . 政策产业创新互动：2015–2016 中国健康产业创新平台奇璞蓝皮书 [M]. 上海：上海科学技术出版社，2016.

[17] 孙卫 . 构建新型卫生健康信息生态体系——信息化助力全方位全周期保障人民健康 [M]. 北京：电子工业出版社，2017.

[18] 林辉 . "互联网＋医疗健康"时代医院管理创新与发展 [M]. 北京：清华大学出版社，2016.

[19] 郭源生 . 智慧医疗在养老产业中的创新应用 [M]. 北京：电子工业出版社，2016.

[20] 许江萍，张东志 . 中国养老产业投资潜力与政策研究 [M]. 北京：经济日报出版社，2016.

[21] 丽塔 E·纽默奥夫，迈克尔 N·艾布拉姆斯 . 医疗再造：基于价值的医疗商业模式变革 [M]. 北京：机械工业出版社，2017.

[22] 埃里克·托普 . 颠覆医疗：大数据时代的个人健康革命 [M]. 张南，魏巍，何雨师译 . 北京：电子工业出版社，2014.

[23] 国家卫生和计划生育委员会 . 中国居民营养与慢性病状况报告（2015 年）[R]. 2015.

[24] 国务院办公厅 . 全国医疗卫生服务体系规划纲要（2015—2020 年）[R]. 2015.

[25] 国家卫生和计划生育委员会 . 中国居民营养与慢性病状况报告（2015 年）[R]. 2015.

[26] 艾瑞咨询 . 2015 年中国医药电商市场发展研究报告 [R]. 2015.